EXERCÍCIOS E SAÚDE ÓSSEA
RECONHECENDO EVIDÊNCIAS

Editora Appris Ltda.
1.ª Edição - Copyright© 2024 dos autores
Direitos de Edição Reservados à Editora Appris Ltda.

Nenhuma parte desta obra poderá ser utilizada indevidamente, sem estar de acordo com a Lei nº 9.610/98. Se incorreções forem encontradas, serão de exclusiva responsabilidade de seus organizadores. Foi realizado o Depósito Legal na Fundação Biblioteca Nacional, de acordo com as Leis nos 10.994, de 14/12/2004, e 12.192, de 14/01/2010.

Catalogação na Fonte
Elaborado por: Josefina A. S. Guedes
Bibliotecária CRB 9/870

R484e
2024
	Ribeiro, Diogo Martins
	    Exercícios e saúde óssea: reconhecendo evidências / Diogo Martins Ribeiro. – 1. ed. – Curitiba: Appris, 2024.
	    71 p. ; 21 cm. – (Educação física e esportes).
	
	    Inclui referências.
	    ISBN 978-65-250-5892-4
	
	    1. Exercícios. 2. Ossos – Saúde. 3. Osteoporose. I. Título. II. Série.
	
	                                        CDD – 613.71

Livro de acordo com a normalização técnica da ABNT

Appris
editora

Editora e Livraria Appris Ltda.
Av. Manoel Ribas, 2265 – Mercês
Curitiba/PR – CEP: 80810-002
Tel. (41) 3156 - 4731
www.editoraappris.com.br

Printed in Brazil
Impresso no Brasil

Diogo Martins Ribeiro

EXERCÍCIOS E SAÚDE ÓSSEA
RECONHECENDO EVIDÊNCIAS

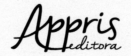

FICHA TÉCNICA

EDITORIAL — Augusto Coelho
Sara C. de Andrade Coelho

COMITÊ EDITORIAL — Marli Caetano
Andréa Barbosa Gouveia - UFPR
Edmeire C. Pereira - UFPR
Iraneide da Silva - UFC
Jacques de Lima Ferreira - UP

SUPERVISOR DA PRODUÇÃO — Renata Cristina Lopes Miccelli

ASSESSORIA EDITORIAL — William Rodrigues

REVISÃO — Isabel Tomaselli Borba

PRODUÇÃO EDITORIAL — Adrielli de Almeida

DIAGRAMAÇÃO E CAPA — Jhonny Alves dos Reis

COMITÊ CIENTÍFICO DA COLEÇÃO EDUCAÇÃO FÍSICA E ESPORTE

DIREÇÃO CIENTÍFICA — Valdomiro de Oliveira (UFPR)

CONSULTORES — Gislaine Cristina Vagetti (Unespar) — Arli Ramos de Oliveira (UEL)
Carlos Molena (Fafipa) — Dartgnan Pinto Guedes (Unopar)
Valter Filho Cordeiro Barbosa (Ufsc) — Nelson Nardo Junior (UEM)
João Paulo Borin (Unicamp) — José Airton de Freitas Pontes Junior (UFC)
Roberto Rodrigues Paes (Unicamp) — Laurita Schiavon (Unesp)

INTERNACIONAIS — Wagner de Campos (University Pitisburg-EUA)
Fabio Eduardo Fontana (University of Northern Iowa-EUA)
Ovande Furtado Junior (California State University-EUA)

Aos pesquisadores e profissionais da saúde, por sua essencial contribuição na produção científica e sua prática em busca do bem-estar coletivo.

AGRADECIMENTOS

Aos meus pais, Clabes Terezinha Martins Ribeiro e Francisco Aparecido Ribeiro, por todo o apoio durante minha vida acadêmica.

Ao meu amigo Edson Cavalcante, por sua influência sobre meus interesses na produção de conteúdo científico e aprimoramento acadêmico.

APRESENTAÇÃO

Esta breve obra oferece uma síntese abrangente de tópicos de expressiva importância sobre cuidados com a saúde óssea, tanto para pessoas com osteopenia ou osteoporose quanto para aquelas sem essas condições. Exercícios e atividades físicas são apresentados como potenciais intervenções para mitigar a osteopenia e osteoporose e ajudar na manutenção ou no incremento da saúde óssea da população geral.

É importante ressaltar que esta obra não deve ser considerada como uma fonte prioritária em detrimento de diretrizes científicas ou revisões sistemáticas. Sua proposta central é sintetizar informações relevantes e apresentá-las de forma acessível.

Ao longo das páginas, você encontra a exposição de evidências científicas que podem nortear orientações práticas ou influenciar buscas mais criteriosas na literatura. A intenção é fornecer uma visão geral clara e concisa da potencial influência dos exercícios ou atividades físicas sobre a saúde óssea. Espera-se que essa abordagem permita uma maior conscientização sobre a importância dos cuidados preventivos e de um estilo de vida saudável, contribuindo para a promoção do bem-estar e da qualidade de vida das pessoas saudáveis ou afetadas pela osteopenia ou osteoporose.

Por fim, mediante esta obra, convido você, profissional, a explorar a literatura científica referente aos cuidados com a saúde óssea, a fim de adquirir e consolidar conhecimentos para que possa aperfeiçoar seu atendimento.

PREFÁCIO

É com grande prazer que apresento a obra "Exercícios e Saúde Óssea: Reconhecendo Evidências", uma jornada planejada através do vasto campo da saúde óssea e sua relação intrínseca com o exercício físico.

Os ossos desempenham um papel essencial em nossa vida diária, fornecendo estrutura e resistência necessárias para nos mantermos ativos e independentes. A osteoporose, uma condição que enfraquece os ossos e aumenta o risco de fraturas, é uma preocupação significativa em nossa sociedade. Já os exercícios físicos são considerados como uma das principais formas de evitar, mitigar ou postergar a osteoporose.

Nesta obra é apresentada uma visão abrangente das evidências científicas mais recentes, obtidas através de revisões sistemáticas com ou sem metanálise e recomendações de organizações de saúde. No entanto, para o público geral deve ser ressaltada a importância de consultar um profissional de saúde antes de iniciar qualquer programa de exercícios, especialmente para indivíduos com condições médicas pré-existentes.

Em sua estrutura, a obra é iniciada ao abordar o contexto e a epidemiologia da osteoporose, definindo a condição e destacando sua prevalência. Ao longo das páginas são listados os complexos fatores de risco associados à osteoporose, incluindo as nuances dos hormônios e sua influência na saúde óssea.

Em consonância, esta obra envolve a abordagem sintetizada sobre o papel dos exercícios na manutenção da saúde óssea, abrangendo todas as fases da vida. Desde a infância e adolescência até a idade adulta e a terceira idade é discorrido como diferentes modalidades de exercícios, incluindo exercícios resistidos, aeróbicos e outros, podem beneficiar ou não os ossos. Além disso, é considerado as necessidades específicas das mulheres em diferentes estágios da vida, desde a puberdade até a pós-menopausa.

É importante enfatizar que as informações apresentadas aqui são baseadas em evidências que devem ser interpretadas com cautela, reconhecendo a necessidade contínua de pesquisas na área. Portanto, esta obra concentra-se no reconhecimento das evidências disponíveis, não na prescrição de tratamentos.

Por fim, é oferecido um resumo abrangente ao público sobre os principais pontos abordados. Esta obra foi concebida para servir como um recurso para profissionais de saúde, estudantes e, além de tudo, para todos aqueles que desejam priorizar sua saúde óssea e bem-estar.

Diogo Martins Ribeiro

SUMÁRIO

CONTEXTO E EPIDEMIOLOGIA 15

O que é osteoporose? 15

Incidência de osteoporose 15

Fraturas relacionadas à osteoporose 16

FATORES DE RISCO ASSOCIADOS À OSTEOPOROSE 17

HORMÔNIOS E SAÚDE ÓSSEA 19

EXERCÍCIOS *VERSUS* OSTEOPOROSE 21

Exercícios e saúde óssea na infância e adolescência 21

MODALIDADES DE EXERCÍCIOS 23

Exercícios resistidos, aeróbicos e esportes 23

Exercícios na água 26

EXERCÍCIOS FÍSICOS E SAÚDE ÓSSEA DO SEXO
FEMININO 29

Saúde óssea e exercícios nas fases pré-puberal e puberal do sexo
feminino 29

Exercícios físicos e adaptação óssea na pós-menopausa 30

EXERCÍCIOS E SAÚDE ÓSSEA DA POPULAÇÃO IDOSA 33

DENSIDADE MINERAL ÓSSEA RESIDUAL 35

CÁLCIO E VITAMINA D 37

RECOMENDAÇÕES GERAIS: SAÚDE DOS OSSOS NA FASE
ADULTA 41

RESUMINDO PARA O PÚBLICO: EXERCÍCIOS *VERSUS* SAÚDE ÓSSEA...45

Exercícios e saúde óssea na infância e adolescência.................................45

Exercícios resistidos, aeróbicos e esportes...46

Exercícios na água...47

Saúde óssea e exercícios nas fases pré-puberal e puberal do sexo feminino...48

Exercícios físicos e adaptação óssea na pós-menopausa.......................49

Exercícios e saúde óssea da população idosa...50

Densidade mineral óssea residual...52

CONSIDERAÇÕES FINAIS...53

REFERÊNCIAS...55

CONTEXTO E EPIDEMIOLOGIA

O que é osteoporose?

A osteoporose é uma Doença Crônica Não Transmissível (DCNT) caracterizada pela deterioração do tecido ósseo e perda de massa óssea (CLYNES *et al.*, 2020) e afeta predominantemente pessoas de ascendência caucasiana, mulheres e pessoas idosas (COSMAN *et al.*, 2014; SALARI *et al.*, 2021). Essa doença pode se desenvolver devido a alterações hormonais relacionadas à menopausa e devido à pós-menopausa (osteoporose primária tipo 1), à idade (osteoporose primária tipo 2), e pode ter sua causa associada a fatores genéticos, medicações, doenças concomitantes etc. (osteoporose secundária) (MIRZA; CANALIS, 2015; NUTI *et al.*, 2019; EBELING *et al.*, 2022). Além do tipo 1 e tipo 2, a osteoporose primária pode ser subclassificada como "osteoporose juvenil", quando incidente em crianças e adolescentes (NUTI *et al.*, 2019).

Incidência de osteoporose

Em estudo meta-epidemiológico por Salari et al. (2021), indica-se que a prevalência da osteoporose abrange aproximadamente 18,3% da população global, com um discernível contraste entre os gêneros. Entre os homens, a prevalência é registrada em 11,7%, enquanto nas mulheres esse percentual praticamente duplica, atingindo 23,1%. É relevante notar que tais estimativas ascendem paralelamente à idade, ilustradas pelas taxas de 12,5% entre os homens idosos e notáveis 35,3% entre as mulheres idosas.

Apesar da crescente apreensão acerca do aumento da incidência da osteoporose mundialmente, parece necessário reconhecer que os avanços nas terapêuticas dedicadas a combater essa enfermidade têm se mostrado determinantes, a tal ponto que ela já não é mais tida como um desfecho incurável no processo de envelhecimento, como ressaltado por Clynes *et al.* (2020).

Fraturas relacionadas à osteoporose

Concernente às estimativas para indivíduos com alto risco de fraturas relacionadas à osteoporose, a partir de dados da ferramenta Fracture Risk Assessment Tool (FRAX®) cobrindo 53 países, ou aproximadamente 79% da população mundial ≥50 anos de idade, em 2010 estimava-se 158 milhões de casos em todo o mundo, e um número até duas vezes maior é esperado até 2040 (ODÉN *et al.*, 2015).

Maior incidência de fraturas em jovens é registrada entre o sexo masculino, porém o cenário muda conforme o avançar da idade (CURTIS *et al.*, 2016). Dos 50 anos acima, há predominância de fraturas entre mulheres, porém há risco superior de mortalidade entre homens ≥50 anos de idade após fratura do quadril (HAENTJENS *et al.*, 2010). Abrahamsen *et al.* (2009) e Kannegaard *et al.* (2010) reportam excesso de mortalidade para homens e mulheres mais velhos após um ano de fratura no quadril, porém um risco superior é indicado entre homens independentemente da idade estudada. Esse excesso de mortalidade pode se estender a curto (ex.: 3-6 meses) ou longo prazo (ex.: 8 anos), sublinhando a necessidade de medidas preventivas e terapêuticas para manutenção da saúde óssea da população mais velha (KATSOULIS *et al.*, 2017). No que se refere ao risco residual de fratura, em indivíduos ≥50 anos de idade de ambos os sexos é observado um aumento na probabilidade de fratura osteoporótica grave ou fratura no quadril ~25 anos após uma fratura inicial, com um risco ainda maior entre homens (MORIN *et al.*, 2021).

Quanto aos registros em diferentes regiões do esqueleto, após um ano de ocorrência de fratura, maior índice de mortalidade envolve o quadril, sendo 33% entre homens e 20% entre mulheres, seguido por fraturas de fêmur e pelve, com estimados 20 a 25%; de vértebras, 10%; úmero, costela ou clavícula, 5 a 10%; e perna (região de tíbia e fíbula), 3% (TRAN *et al.*, 2018).

FATORES DE RISCO ASSOCIADOS À OSTEOPOROSE

Diferentemente de dieta e prática de exercícios ou atividades físicas, existem fatores de risco não modificáveis que aumentam a probabilidade do desenvolvimento da osteoporose. Ambos os fatores modificáveis e não modificáveis são apresentados no Quadro 1 a seguir.

Quadro 1 – Fatores de risco modificáveis e não modificáveis associados à osteoporose

1. Principais fatores de risco modificáveis:
Absorção nutricional inadequada
Falta de atividade física ou risco de queda
Perda de peso
Fumar cigarro
Consumo de álcool
Poluição do ar
Estresse
2. Principais fatores de risco não modificáveis:
Histórico de quedas
Idoso
Gênero
Origem étnica branca
Fratura prévia
Fatores reprodutivos (histórico familiar de osteoporose)
3. Causas secundárias da osteoporose:
Uso crônico de certos medicamentos (uso prolongado de corticosteroides e assim por diante)
Hipogonadismo
Hiperparatireoidismo
Doença hepática crônica

Doenças inflamatórias (artrite reumatoide e assim por diante)
Deficiência de vitamina D
Doença renal (história de cálculos renais)
Doença cardiovascular
Diabetes mellitus
Demência

Fonte: retirado e adaptado de Pouresmaeili *et al.* (2018)

O nível de qualidade das evidências pode variar entre cada fator de risco, assim como representado na Tabela 3. O tópico não será abordado com minúcia aqui, uma vez que não é o foco desta obra. É recomendado, portanto, que o leitor consulte a literatura científica para melhor esclarecimento sobre cada fator de risco ou para obter uma visão geral.

HORMÔNIOS E SAÚDE ÓSSEA

Embora não mencionado no Quadro 1, a relação entre hormônios e saúde óssea é discutida na literatura científica. Tanto o declínio natural de androgênios como de estrogênios prejudica a adaptação óssea nos sexos masculino e feminino conforme o avançar da idade, podendo ser mais notável a partir de faixas mais longínquas da fase adulta (MANOLAGAS; O'BRIEN; ALMEIDA, 2013; CAULEY, 2015; ALMEIDA et al., 2017).

A deficiência relacionada ao estrogênio é um dos fatores associados à facilitação do desenvolvimento da osteoporose em mulheres e homens (RIGGS; KHOSLA; MELTON, 1998; KHOSLA; RIGGS, 2005; WEITZMANN; PACIFICI, 2006; D'AMELIO, 2008; CAULEY, 2015; LEVIN; JIANG; KAGAN, 2018). Em homens mais velhos, conforme Falahati-Nini et al. (2000) e Riggs, Khosla e Melton (2002), sugere-se que o estrogênio biodisponível tenha maior influência na reabsorção óssea que a testosterona biodisponível, assim sendo previsto um cenário mais crítico para a perda de massa óssea em homens com deficiência relacionada ao estrogênio.

Avaliando os efeitos da gonadectomia, verifica-se que androgênios estimulam a formação periosteal em modelo animal em estágio de adolescência tanto no sexo masculino quanto no sexo feminino (TURNER; WAKLEY; HANNON, 1990). Callewaert et al. (2010) reforçam o papel dos androgênios sobre a maior aposição periosteal em modelo animal do sexo masculino e sublinham os estrogênios como limitantes da aposição periosteal e estimulantes da aposição endocortical em modelo animal do sexo feminino.

Em humanos, a função acessória dos estrogênios e androgênios na fisiologia óssea é relatada com maior detalhe em outras revisões (MANOLAGAS; O'BRIEN; ALMEIDA, 2013; ALMEIDA et al., 2017; COOKE et al., 2017). Além dos estrogênios e androgênios, outros hormônios reprodutivos são citados como possíveis influentes sobre a fisiologia óssea, vide revisão de Mills et al. (2021).

EXERCÍCIOS *VERSUS* OSTEOPOROSE

Para prevenir ou postergar o início da osteoporose, a otimização do pico de massa óssea durante a fase de crescimento é considerada uma das recomendações mais decisivas tanto para o sexo feminino quanto para o sexo masculino, e os exercícios ou atividades físicas demonstram-se aliados para isso (WEAVER *et al.*, 2016).

Exercícios e saúde óssea na infância e adolescência

Para crianças e adolescentes (6-17 anos de idade), a prática de atividades físicas ou exercícios com potencial para aumento da mineralização óssea (ex.: correr, pular etc.) é recomendada por ≥60 minutos diários, em pelo menos três dias da semana (TREMBLAY *et al.*, 2016; PIERCY *et al.*, 2018; CHEN *et al.*, 2020; BULL *et al.*, 2020; WHO, 2020).

Entre adolescentes do sexo masculino e feminino, há tendência de maior pico de massa óssea conforme a prática de atividades físicas gerais, havendo diferentes graus de adaptação em regiões específicas do esqueleto (WEAVER *et al.*, 2016). Atividades regulares em intensidade moderada ou vigorosa são sugeridas para incremento superior da saúde óssea (BLAND *et al.*, 2020; GARCÍA-HERMOSO *et al.*, 2021).

Atividades de *weight-bearing*, incluindo exercícios de impacto osteogênico, são fortes candidatos no incremento do conteúdo mineral ósseo, porém esses resultados são vistos especialmente em adolescentes em idade pré-puberal e podem ser incrementados com adequada nutrição de cálcio (BEHRINGER *et al.*, 2014). A partir da combinação entre prática de exercícios e suplementação com cálcio, adolescentes dos sexos masculino e feminino podem obter expressiva vantagem no aumento da densidade mineral óssea em um período mais cedo da idade puberal, em comparação à prática de exercícios sem suplementação, e apenas a suplementação com cálcio supera a prática de exercícios isoladamente, porém esse aumento da densidade mineral óssea em crianças e adolescentes parece ser visto em indivíduos que consumiam esse micronutriente de forma insuficiente (YANG *et al.*, 2020). Ainda há necessidade de mais estudos em relação aos efeitos dos exercícios na adaptação óssea em conjunto à suplementação com micronutrientes, como o cálcio (PROIA *et al.*, 2021).

MODALIDADES DE EXERCÍCIOS

Deve ser enfatizado que não há consenso em relação à melhor modalidade de exercício ou ao programa de treinamento para a saúde óssea e a discussão sobre o assunto ainda é ocorrente (PINHEIRO *et al.* 2020; DALY *et al.*, 2021).

Exercícios resistidos, aeróbicos e esportes

Conforme Hamilton *et al.* (2022), protocolos incluindo exercícios com força de reação do solo, como exercícios resistidos e esportes de impacto osteogênico, são associados à manutenção ou incremento da densidade mineral óssea no colo femoral de homens adultos em meia idade ou mais velhos. Resultados similares são vistos por O'Bryan *et al.* (2022) com relação a protocolos de exercícios resistidos sozinhos ou em combinação com exercícios de *weight-bearing*. Os benefícios dos exercícios na saúde óssea podem se estender a outras populações, como mulheres em pós-menopausa (KEMMLER *et al.*, 2020) e indivíduos com osteoporose ou baixa densidade óssea (PONZANO *et al.*, 2021), porém os protocolos de exercícios e outras variáveis podem ser diferentes entre estudos.

Esportes de impacto osteogênico (ex.: futebol e basquete), diferentemente da natação ou ciclismo, são associados à significativa mineralização óssea de adolescentes e adultos (TENFORDE; FREDERICSON, 2011). Evidências disponíveis sugerem que o ciclismo pode ter um efeito insignificante na adaptação óssea (TENFORDE; FREDERICSON, 2011; OLMEDILLAS *et al.*, 2012; ABRAHIN, 2016) ou até mesmo ser prejudicial, levando a uma possível redução na densidade óssea, especialmente na coluna lombar (NAGLE; BROOKS, 2011). No entanto, é importante analisar essas evidências com cautela.

Quanto à prática da corrida *endurance*, aumento da densidade óssea é visto em regiões dos membros inferiores quando comparados grupo intervenção (idade média de 26.6 ±5.5) e grupo controle (idade média 28.7 ±4.6) constituído de indivíduos sedentários (BRAHM *et al.*, 1997). Resultados positivos na densidade óssea também são vistos por McCormack *et al.* (2019) em jovens (idade média 19.7 ±1.2 e 20.3 ±1.8 anos para homens e mulheres, respectivamente) corredores de Cross-Country comparados a não corredores, havendo diferenças de adaptação óssea em regiões específicas quando comparados os gêneros. Conforme Herbert *et al.* (2021), mulheres corredoras de alto nível (idade média de 34 anos) apresentaram maior densidade mineral óssea nas pernas em comparação com não atletas (idade média de 38 anos), enquanto não houve diferenças significativas no corpo inteiro ou na coluna lombar. Em contraste, homens corredores (idade média de 36 anos) mostraram menor densidade mineral óssea na coluna lombar em relação aos homens não atletas (idade média de 35 anos), porém similaridades foram vistas para corpo inteiro e pernas. No que se refere à conservação de conteúdo mineral ósseo, o estudo longitudinal de Ireland *et al.* (2020) registra maior vantagem entre atletas mais velhos praticantes de corrida de velocidade (idade média >53 anos), em comparação aos pares praticantes de corrida *endurance*. Já Piasecki *et al.* (2018) registraram similaridades na densidade óssea nas regiões de quadril e coluna de indivíduos mais velhos praticantes de corrida *endurance* em nível atlético (idade média de 70 ± 6 anos) e indivíduos não atletas que praticavam alguma atividade física socialmente (idade média de 74 ± 5 anos), porém, maior densidade óssea nessas regiões em praticantes de corrida de velocidade (idade média de 71 ± 7 anos).

Há preocupação em relação à prática de esportes de *endurance*, como corrida, ciclismo, natação e outros, devido potenciais alterações no sistema endócrino associadas ao gasto energético elevado e reposição energética limitada, especialmente em períodos próximos às competições (HEYDENREICH *et al.*, 2017). Esse défice energético pode implicar em redução da densidade óssea em indivíduos fisicamente ativos e a ocorrência de alterações na saúde óssea possivelmente depende tanto do grau quanto da duração do défice energético (PAPAGEORGIOU *et al.*, 2018; HUTSON *et al.*, 2020; POPP *et al.*, 2021). Além de tudo, Herbert *et al.* (2019, 2022) sugerem a relação do estado da saúde óssea com potenciais especificidades genéticas as quais, entre outros fatores, poderiam justificar as respostas distintas registradas na adaptação óssea entre diferentes corredores de *endurance*, a exemplo do que foi visto por Herbert *et al.* (2021). Em geral, ainda há incertezas sobre os efeitos das atividades de *endurance* na saúde óssea, o que limita a obtenção de conclusões claras.

Conforme o que discutido até aqui, é possível observar as diferentes populações avaliadas entre os estudos. Também é necessário considerar outros fatores para uma interpretação adequada, tais como a intensidade dos exercícios, a modalidade ou combinação de modalidades utilizadas e a duração do protocolo de exercícios etc. Esses fatores podem influenciar os resultados obtidos e devem ser levados em conta ao analisar os efeitos dos exercícios na saúde óssea.

Ao combinar os resultados dos diferentes estudos mencionados, podemos obter um corpo de evidências que nos fornece noções para potenciais intervenções na vida real, para buscas mais criteriosas na literatura científica ou para incitar novas pesquisas em campo. Ao considerar em conjunto os resultados positivos relacionados aos exercícios resistidos e atividades de impacto osteogênico em determinadas populações, como homens adultos em meia idade, mulheres em pós-menopausa e indivíduos com osteoporose ou baixa densidade óssea, podemos inferir que essas atividades têm um efeito benéfico na saúde óssea. No entanto, é importante observar que os protocolos de exercícios e as respostas podem variar entre os estudos, assim como os possíveis efeitos negativos associados a determinadas modalidades de exercícios, como o ciclismo. Portanto, é necessário interpretar essas evidências com cautela e considerar o contexto e as especificidades de cada população avaliada antes de tirar conclusões definitivas ou fazer recomendações gerais. A leitura de estudos randomizados, revisões sistemáticas ou diretrizes científicas é muito bem-vinda para gerar maiores esclarecimentos.

Exercícios na água

Courteix *et al.* (1998) avaliaram a natação em um contexto esportivo, indicando não haver correspondência entre a modalidade e significativa mineralização óssea em idade pré-puberal. Fehling *et al.* (1995) mostram tendência de densidade mineral óssea superior em atletas jovens praticantes de voleibol e ginástica, em comparação a atletas de natação. Dados do grupo praticante de natação não diferiram significativamente daqueles do grupo controle, consistindo em mulheres jovens que não praticavam mais de uma hora de exercícios por semana durante 12 meses prévios. Esportes como basquete, futebol, handebol ou aqueles exercícios de impacto osteogênico demonstram-se mais vantajosos na mineralização óssea durante a fase de crescimento do sexo feminino do que a natação (UBAGO-GUISADO *et al.*, 2015). Abrangendo atletas e praticantes recreacionistas adultos, jovens, pré-púberes ou púberes, Abrahin *et al.* (2016) e Gomez-Bruton *et al.* (2016, 2018) citam não haver evidências de adaptação óssea significativa associada à natação.

Em um contexto recreacionista, exercícios aquáticos como hidroginástica e natação são possivelmente associados à melhora na densidade mineral óssea em adultos do sexo feminino, comparando-se grupo intervenção e grupo controle, no entanto os exercícios praticados em terra são mais eficientes em gerar adaptação óssea (SIMAS *et al.*, 2017). Mesmo sendo de baixo impacto, os exercícios na água podem ser benéficos para o fortalecimento muscular quando praticados em alta intensidade, hipoteticamente também favorecendo a adaptação óssea (FAÍL *et al.* 2022). No geral, praticantes de atividades de alto impacto osteogênico demonstram ter maior densidade óssea em comparação a praticantes de natação em contexto esportivo. Além disso, parece não haver evidências de qualidade que indiquem uma possível menor densidade óssea em praticantes de natação esportiva que em pessoas sedentárias (FREITAS *et al.*, 2023).

Controvérsias rodeiam a relação entre natação e saúde óssea, porém exercícios na água não deixam de ser opções a pessoas com limitações para prática de exercícios resistidos, osteogênicos ou outros de impacto. Exercícios na água se estendem como possíveis alternativas complementares ao tratamento de outras condições, como a fibromialgia (FAÍL *et al.*, 2022), cardiopatias e diabetes (REICHERT *et al.*, 2018; IGARASHI; NOGAMI, 2018; FAÍL *et al.*, 2022; REES; JOHNSON; BOULÉ, 2017) e saúde mental (JACKSON *et al.*, 2022).

EXERCÍCIOS FÍSICOS E SAÚDE ÓSSEA DO SEXO FEMININO

Saúde óssea e exercícios nas fases pré-puberal e puberal do sexo feminino

Em meninas na fase inicial da puberdade, mas não em meninas em pré-puberdade, exercícios básicos de alto impacto osteogênico, com incremento progressivo de intensidade, praticados de 10 a 12 minutos três vezes na semana por sete meses, demonstram gerar aumento do conteúdo mineral ósseo, densidade mineral óssea areal e densidade mineral óssea volumétrica estimada no colo femoral, quando comparados os grupos intervenção e controle. Aumento no conteúdo mineral ósseo e na densidade areal também foi visto na coluna lombar (MACKELVIE *et al.*, 2001). Sublinha-se nesse estudo a aplicação do protocolo de exercícios duas vezes por semana em meio às aulas de Educação Física e uma vez em dia à parte. Quando terminados os exercícios, as aulas de Educação Física eram retomadas normalmente pelos professores. Para incluir nos resultados os efeitos dos momentos regulares de Educação Física e atividades físicas afins, um questionário sobre o nível de atividade física regular foi usado.

Seguindo a mesma intervenção, Petit *et al.* (2009) mostram resultados positivos sobre a saúde óssea no grupo de meninas em fase inicial da puberdade, praticantes de exercícios. Avaliando porções proximais do fêmur, registrou-se maior densidade mineral óssea areal nas regiões de colo femoral e intertrocantérica. Sobre o colo femoral também houve aumento na área de secção transversal devido menor expansão ou reabsorção endosteal, maior volume ósseo no envelope periosteal e aumento no volume da cortical óssea na mesma região. Além de tudo, registrou-se aumento da força óssea associada ao aumento da massa óssea no colo femoral, porém essa associação não é vista para a região intertrocantérica, sugerindo que o aumento da massa óssea pode ou não ser acompanhado por maior força óssea na mesma área. Revisão de Tan *et al.* (2014) relata efeitos positivos dos exercícios sobre a saúde óssea em fases pré-puberal e peripuberal, porém indicando efeito superior de mudanças estruturais sobre a força óssea, reforçando que o incremento na massa óssea pode ou não ser acompanhada por maior força óssea e vice-versa.

Longitudinalmente, evidências sugerem efeitos positivos da prática de exercícios sobre a densidade mineral óssea em mulheres jovens que praticavam esportes por menos de sete horas semanais em fases de pré-puberdade e puberdade, em comparação àquelas que praticavam menos de uma hora de esportes por semana. Aquelas que haviam tido a menarca mais cedo marcaram maior densidade mineral óssea, porém não há indicação consistente entre densidade óssea e idade de ocorrência da menarca (FEHILY *et al.*, 1992). Além do mais, com a prática de um programa com exercícios de impacto osteogênico, a mineralização óssea pode ser mais contundente na fase pré-menarca que na fase pós-menarca (HEINONEN *et al.*, 2001).

Em síntese, revisão sistemática de Specker, Thiex e Sudhagoni (2015) sugere que exercícios gerais, incluindo aqueles de impacto feitos em aulas de Educação Física, têm efeitos positivos no incremento do conteúdo mineral ósseo e na densidade mineral óssea. O estudo ainda sugere que o exercício beneficia especialmente crianças pré-púberes, sem diferenças entre os sexos.

Exercícios físicos e adaptação óssea na pós-menopausa

Adaptações positivas na saúde óssea em diferentes regiões do esqueleto são associadas à prática regular de exercícios, independentemente do estado de saúde óssea (saudável, osteopenia ou osteoporose) ou estágio da menopausa (MOHEBBI *et al.*, 2023). Howe *et al.* (2011) sugerem aumento de possível significância na mineralização óssea em diferentes regiões do esqueleto, dependendo do tipo de modalidade de exercício. Exercícios *non-weight-bearing* mostraram gerar maior nível de mineralização no colo femoral, já maior nível de mineralização na coluna vertebral envolveu a combinação de programas com diferentes categorias de exercícios. Quando verificada a significância da mineralização óssea nas diferentes regiões do esqueleto, em comparação ao grupo controle, foram destacados os seguintes resultados específicos:

- Exercícios chamados *weight-bearing* dinâmicos de baixa força, como caminhar ou praticar Tai Chi: mineralização significativa na coluna e punho.

- Exercícios chamados *weight-bearing* dinâmicos de alta força, como trotar, pular ou usar plataformas de vibração: mineralização significativa de quadril e trocânter.

- Exercícios *non-weight-bearing* de alta força: mineralização significativa no colo femoral e coluna.

- Combinação de exercícios: mineralização significativa no colo femoral, coluna e trocânter.

- Exercícios estáticos de *weight-bearing*, como ficar de pé sobre uma perna: mineralização significativa no quadril.

Como reforçam os próprios autores, cautela deve ser tomada na interpretação dos resultados da revisão, em função de limitações dos estudos selecionados no que se refere a tipos de exercícios e outras especificidades e/ou devido heterogeneidade étnica.

Revisão de Kemmler *et al.* (2020) inclui estudos com — conforme definição dos próprios autores — exercícios envolvendo movimento articular para desenvolvimento de força (exercícios resistidos dinâmicos), exercícios de *weight-bearing* (Tai Chi, caminhar, correr, pular, dançar etc.) e a combinação de ambos os tipos. As modalidades avaliadas e sua combinação parecem gerar benefícios à saúde óssea de mulheres em pós-menopausa, em especial sobre a coluna lombar, colo femoral e quadril.

Reforço sobre os resultados relacionados a exercícios resistidos dinâmicos é trazido por Shojaa *et al.* (2020). Incluindo-se diferentes configurações ou modalidades, como exercícios resistidos em aparelhos ou em forma livre, pilates etc., diferentes respostas são vistas na mineralização de diferentes regiões avaliadas. Assim destacado pelos autores, em relação ao colo femoral, é hipotético que os estudos revisados adotaram protocolos de exercícios que possivelmente não excederam a faixa de adaptação óssea dessa região do esqueleto. Compactando os resultados sobre a prática de exercícios resistidos dinâmicos, os autores concluem haver evidências de moderada qualidade em favor dessa categoria em gerar mineralização óssea na coluna vertebral e quadril, e evidências de baixa qualidade referindo-se à mineralização óssea no colo femoral.

Em análise de Kistler-Fischbacher, Weeks e Beck (2021a) referente a exercícios de resistência e impacto, não há evidências consideráveis indicando intervenções de baixa intensidade como mais eficientes sobre a mineralização óssea na coluna lombar, colo femoral, quadril, trocânter, tíbia, antebraço ou corpo inteiro de mulheres em pós-menopausa. Intervenções de moderada intensidade parecem gerar alguma mineralização óssea. Quanto às intervenções de alta intensidade, poucos estudos estão disponíveis para revisão e, desses poucos, interpreta-se que as evidências não são conclusivas, indicando ou eficácia ou efeito nulo dos exercícios sobre a mineralização da coluna lombar, colo femoral e antebraço. Também não há indicação de adaptação estrutural associada às intervenções de baixa intensidade. Adaptações estruturais positivas, porém limitadas, são associadas às intervenções de moderada intensidade. Em relação às intervenções de alta intensidade, adaptações positivas são mencionadas: aumento na espessura da cortical óssea do colo femoral, aumento da força óssea, área cortical e área total na porção distal da tíbia e maior e menor momento de inércia na porção proximal da tíbia.

Análises comparativas parecem gerar dados inconclusivos referentes à efetividade de diferentes intensidades de exercícios sobre a densidade óssea, portanto, ainda não há evidências indicando real vantagem de exercícios de alta intensidade em relação a intensidades relativamente menores (KEMMLER *et al.*, 2020; KAST *et al.*, 2022).

No geral, ainda existem muitas incertezas sobre a composição de programas de treinamento para mulheres em pós-menopausa, portanto, cautela deve ser assumida para a interpretação dos resultados disponíveis na literatura científica (KEMMLER *et al.*, 2020; SHOJAA *et al.*, 2020; KISTLER-FISCHBACHER; WEEKS; BECK, 2021b).

EXERCÍCIOS E SAÚDE ÓSSEA DA POPULAÇÃO IDOSA

Programas com diferentes categorias de exercícios, incluindo treinamento resistido, aeróbico, de alto impacto e/ou de *weight-bearing* podem ajudar a reduzir a perda óssea relacionada à idade, especialmente em mulheres na pós-menopausa (GÓMEZ-CABELLO *et al.*, 2012). Exercícios resistidos sozinhos ou em combinação com exercícios de impacto osteogênico são opções a serem exploradas no incremento da saúde óssea em homens de meia idade ou mais velhos (BOLAM; UFFELEN; TAAFFE, 2013), porém seus efeitos podem ser limitados a regiões específicas, como o colo femoral (HAMILTON *et al.*, 2022). Os benefícios dos exercícios resistidos em intensidades acima de 70% de uma repetição máxima também parecem beneficiar indivíduos mais velhos com osteoporose ou osteopenia (KITSUDA, 2021). Espera-se que quanto mais complexo o quadro clínico do indivíduo, mais cautela deva ser aplicada às intervenções envolvendo exercícios.

Segundo revisão Cochrane de Gillespie *et al.* (2012), a combinação de diferentes categorias de exercícios, prescritos em aulas coletivas ou em casa, marca maior efetividade contra o risco de quedas e o índice de quedas entre a população idosa. Em síntese, exercícios de balanço corporal e fortalecimento muscular compõem essas categorias. Em destaque, o Tai Chi foi a única atividade isolada considerada significativamente favorável contra o risco de quedas. Montero-Odasso *et al.* (2021) verificaram quais práticas de prevenção contra o risco de quedas são consenso entre diferentes diretrizes. Como resultado, dentre variadas intervenções, ≥11 diretrizes concordam que exercícios e reabilitação do balanço corporal são de alto interesse para prevenção de quedas na população com idade de 60 anos ou mais. A indivíduos ≥60 anos de idade, classificados como mais vulneráveis, sugere-se a avaliação do risco de queda anteriormente à prática de exercícios. Os exercícios podem ser recomendados em conjunto a outras intervenções contra quedas, levando em conta o grau de vulnerabilidade.

Indivíduos com alguma fratura se encontram em um cenário mais delicado, mas a prática regular e supervisionada de exercícios não deixa de ser recomendada como terapêutica (CONLEY *et al.*, 2020). Nessa revisão, em especial, exercícios de *weight-bearing*, fortalecimento muscular, de balanço e postura corporal compõem as recomendações para terapêutica à população com 65 anos ou mais que possui alguma fratura vertebral ou no quadril. A avaliação do paciente é considerada essencial antes do início de qualquer intervenção, principalmente quanto maior o grau de vulnerabilidade.

Quanto à frequência de treino, há indícios de incremento superior da densidade mineral óssea em adultos mais velhos que praticam exercícios em duas sessões ou mais na semana, por pelo menos 60 minutos diários (ZITZMANN *et al.*, 2022; PINHEIRO *et al.*, 2020). Já em relação à intensidade, não há evidências significantes para gerar orientações (KAST *et al.*, 2022).

DENSIDADE MINERAL ÓSSEA RESIDUAL

Nordstrom *et al.* (2005) verificaram que jovens atletas homens perdem massa óssea após a cessação do esporte, mas mantêm significativa densidade óssea mesmo após quatro anos de aposentadoria do esporte. Os autores também citam o menor risco de fraturas em idosos ex-atletas, hipoteticamente em função da densidade mineral residual resultante da prática regular de exercícios durante a infância e adolescência. Efeitos similares são notados em mulheres ex-atletas, com menor perda de densidade óssea em comparação ao grupo controle (VALDIMARSSON *et al.*, 2005).

A participação diária em exercícios comuns praticados em período escolar pode gerar benefícios na preservação da densidade mineral óssea para a fase adulta (ROSENGREN *et al.*, 2021; REMPE *et al.*, 2022), bem como a prática de exercícios é recomendada entre adultos e idosos, para melhorar ou manter a saúde óssea em diferentes cenários (HOWE *et al.*, 2011; GÓMEZ-CABELLO *et al.*, 2012; GILLESPIE *et al.*, 2012; CONLEY *et al.*, 2020; PROIA *et al.*, 2021). No geral, recomenda-se manter a prática regular de exercícios físicos conforme o avançar da idade, para melhor preservação da saúde óssea (KARLSSON *et al.*, 2000; PROIA *et al.*, 2021).

CÁLCIO E VITAMINA D

Quando o assunto é saúde óssea e nutrição, o cálcio e a vitamina D aparecem como elementos bastante investigados na literatura científica. Ambos são indicados como micronutrientes essenciais para a boa saúde dos ossos em todas as idades (COSMAN *et al.*, 2014; WEAVER *et al.*, 2016; SEGUETO *et al.*, 2021; PROIA *et al.*, 2021) e parecem mostrar efeitos bastante notáveis na saúde óssea de crianças ou adolescentes com alguma deficiência desses micronutrientes (WINZENBERG *et al.*, 2011; YANG *et al.*, 2020).

Tabela 1 – Ingestão diária recomendada de cálcio

Idade	Masculino	Feminino	Gravidez	Lactação
0-6 meses*	200 mg	200 mg		
7-12 meses*	260 mg	260 mg		
1-3 anos	700 mg	700 mg		
4-8 anos	1.000 mg	1.000 mg		
9-13 anos	1.300 mg	1.300 mg		
14-18 anos	1.300 mg	1.300 mg	1.300 mg	1.300 mg
19-50 anos	1.000 mg	1.000 mg	1.000 mg	1.000 mg
51-70 anos	1.000 mg	1.200 mg		
>70+ anos	1.200 mg	1.200 mg		

*Ingestão adequada específica.

Fonte: retirado e adaptado de NIH (2022a)

O consumo desses micronutrientes pode variar conforme a idade ou outras necessidades, assim representado na Tabela 1 sobre cálcio, expresso em miligrama (mg), e na Tabela 2 sobre vitamina D, expressa em micrograma (mcg) ou unidade internacional (IU, em inglês). Ressalta-se que os dados das Tabelas 1 e 2 são fundamentados de acordo com a revisão do Instituto de Medicina (IOM,

2011) intitulado *"Dietary Reference Intakes for Calcium and Vitamin D"*. Maiores detalhes podem ser vistos na publicação.

Deve ser notado que a ingestão diária recomendada aumenta conforme o avançar da idade, alcançando seu pico na pré-adolescência e adolescência (9-18 anos de idade). Um aumento na ingestão recomendada ocorre para mulheres entre 51-70 anos de idade, devido à potencial transição à menopausa e à pós-menopausa. Por fim, à população com 70 anos ou mais também há um aumento recomendado na ingestão diária de cálcio especialmente associada à idade.

Tabela 2 – Ingestão diária recomendada para consumo de vitamina D

Idade	Masculino	Feminino	Gravidez	Lactação
0-12 meses*	10 mcg (400 IU)	10 mcg (400 IU)		
1-13 anos	15 mcg (600 IU)	15 mcg (600 IU)		
14-18 anos	15 mcg (600 IU)	15 mcg (600 IU)	15 mcg (600 IU)	15 mcg (600 IU)
19-50 anos	15 mcg (600 IU)	15 mcg (600 IU)	15 mcg (600 IU)	15 mcg (600 IU)
51-70 anos	15 mcg (600 IU)	15 mcg (600 IU)		
>70+ anos	20 mcg (800 IU)	20 mcg (800 IU)		

*Ingestão adequada específica.

Fonte: retirado e adaptado de NIH (2022b)

A ingestão diária de vitamina D, por outro lado, parece ser mantida em uma mesma dosagem para diferentes faixas etárias, abrangendo de 1 a 70 anos de idade. Aumento da ingestão diária é recomendada à população com 70 anos ou mais.

Não obstante, conforme representado na Figura 1, podem haver divergências entre diretrizes em relação aos valores de ingestão recomendados para manutenção de níveis adequados de 25-hidroxivitamina D, um metabólito, no plasma ou soro sanguíneo (NIH, 2022b). A concentração desse metabólito é indicativa clínica dos níveis de vitamina D no organismo (BURR; ALLEN, 2019, p. 266).

Figura 1 – Recomendações para interpretação do nível sérico de 25-hidroxivitamina D: diferenças entre diretrizes e outras fontes

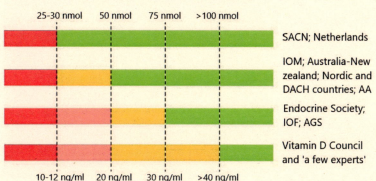

Fonte: retirado e adaptado de Bouillon (2017)

São apresentados na Figura 1 dados das seguintes fontes com nomes traduzidos para português e siglas mantidas em inglês: Academia Americana de Pediatria (AAP), Sociedade Americana de Pediatria (AGS), Sociedades Alemã, Austríaca e Suíça de Nutrição (DACH), Fundação Internacional de Osteoporose (IOF), Instituto de Medicina (IOM), Comitê Científico Consultivo de Nutrição (SACN).

Em síntese, as cores avermelhadas, laranja e verde representam, respectivamente: deficiência severa, deficiência moderada e nível adequado de 25-hidroxivitamina D sérico. De acordo com consenso publicado pela Sociedade Brasileira de Endocrinologia e Metabolismo e a Sociedade Brasileira de Patologia Clínica (MOREIRA, 2020), valores de 25-hidroxivitamina D sérico <20 ng/mL indicam deficiência, enquanto 20-60 ng/mL são considerados níveis adequados para a população geral, podendo variar de 30-60 ng/mL para a populações em algum estado de vulnerabilidade. Concentrações acima de 60 ng/mL parecem não ter benefícios adicionais à saúde.

RECOMENDAÇÕES GERAIS: SAÚDE DOS OSSOS NA FASE ADULTA

Alguns fatores decisivos são sugeridos por Cosman *et al.* (2014), Coronado-Zarco (2019) e LeBoff *et al.* (2022):

- O consumo diário recomendado de cálcio varia conforme a idade, sendo preconizada sua ingestão especialmente por meio da alimentação: 1000 mg/dia de cálcio para homens de 50 a 70 anos de idade e 1200 mg/dia de ingestão de cálcio para mulheres de 51 ou mais anos de idade e homens de 71 ou mais anos de idade, podendo ser utilizado o cálcio em forma de suplemento se necessário, para atingir o limite diário recomendado. Para adequada absorção, consumir 500-600 mg de cálcio por dose.
- Ingerir 800-1000 IU/dia de Vitamina D, em caso de pessoas com 50 anos de idade ou mais. Suplementar vitamina D é uma opção, caso o limite recomendado de ingestão não for atingido a partir da alimentação. Doses de até 2000 IU/dia podem ser prescritas a casos especiais.
- Mulheres em pós-menopausa e homens >50 anos de idade devem ingerir uma quantidade adequada de proteínas para manutenção da saúde musculoesquelética.
- A suplementação de proteínas pode ser prescrita a pacientes com fraturas no quadril (1,2 g/Kg por dia).
- Praticar exercícios físicos visando a melhoria de diferentes condições: agilidade, postura, força, balanço corporal, manter ou melhorar a força óssea, e reduzir os riscos de queda e fraturas.
- Evitar o consumo exagerado de café.
- Evitar o consumo excessivo de álcool e tentar a cessação do uso de cigarros.

- Avaliar riscos e preparar modificações bem elaboradas para reduzir a possibilidade de acidentes. Riscos associados a substâncias depressoras do Sistema Nervoso Central também devem ser avaliados, além do monitoramento minucioso do uso de medicamentos anti-hipertensivos e a correção visual, se necessário.
- Fornecer acessórios de proteção do quadril a pacientes institucionalizados com alto risco de queda.

Seguindo as recomendações relativas à suplementação, é importante reconhecer que não há benefícios em consumir suplementos, micronutrientes ou outros em quantidades acima daquelas mencionadas na literatura científica, a exemplo de proteínas (MORTON *et al.*, 2018), cálcio e vitamina D (WINZENBERG *et al.*, 2011; ROSS *et al.*, 2011).

Em complemento ao que já foi discutido até aqui, a revisão sistemática realizada por Weaver *et al.* (2016) classifica a qualidade das evidências científicas com base em notas atribuídas, conforme descrito na Tabela 3 a seguir. Essas notas podem variar dependendo do fator de estilo de vida e sua possível influência na saúde óssea.

Tabela 3 – Qualidade de evidências: influência de fatores do estilo de vida na saúde óssea

Fator de estilo de vida	Nota
Macronutrientes	
Gorduras	D
Proteínas	C
Micronutrientes	
Cálcio	A
Vitamina D	B
Micronutrientes além de Cálcio e Vitamina D	D
Padrões alimentares	
Laticínios	B
Fibras	C

Fator de estilo de vida	Nota
Frutas e vegetais	C
Malefício de refrigerante e bebidas cafeinadas	C
Nutrição infantil	
Duração do período de amamentação	D
Amamentação *versus* fórmula	D
Fórmula enriquecida	D
Fatores adversos em adolescentes	
Malefícios de contraceptivos orais	D
Malefícios de injeções de Acetato de Medroxiprogesterona (DMPA)	B
Malefícios do consumo de álcool	D
Malefícios do uso de tabaco	C
Atividades físicas e Exercícios	
Efeitos na massa e densidade óssea	A
Efeitos na saúde estrutural óssea	B

Níveis de evidência A, B, C ou D são traduzidos, respectivamente, como: Forte, Moderado, Limitado e Inadequado.

Fonte: retirado e adaptado de Weaver *et al.* (2016)

Ressalta-se que as notas indicadas se referem à soma da qualidade dos estudos específicos designada a cada tópico listado. Se tratando de uma revisão datada do ano de 2016, novos estudos originais podem ter sido publicados nos anos posteriores. Uma revisão atualizada poderia apresentar sínteses sobre achados mais recentes. Também deve ficar claro que a classificação da qualidade geral das evidências pode variar entre revisões sistemáticas, devido a possíveis variações metodológicas.

Por fim, o que deve ser especialmente notado na Tabela 3, considerando o tema desta obra, é a qualidade geral moderada-alta das evidências envolvendo estudos sobre consumo de cálcio e vitamina D e a prática de atividades físicas ou exercícios.

RESUMINDO PARA O PÚBLICO: EXERCÍCIOS *VERSUS* SAÚDE ÓSSEA

Para evitar ou atrasar o aparecimento da osteoporose, é fundamental aproveitar ao máximo a prática de exercícios ou atividades físicas na fase de crescimento. Fazer exercícios e atividades físicas nessa fase é sugerido como uma das melhores maneiras de fortalecer os ossos tanto para meninas quanto para meninos.

Deve ficar claro que ainda há necessidade de mais estudos científicos para nos trazer maior clareza sobre os efeitos dos exercícios na saúde dos ossos. Portanto, em muitas situações não há como fazer afirmações, apenas recomendações com base nos dados que estudos científicos já nos forneceram. É sempre bom ser cético sobre as informações que você lê e procurar um profissional especialista quando necessário.

Exercícios e saúde óssea na infância e adolescência

- Tempo de atividade física: para crianças e adolescentes de 6 a 17 anos é recomendada a prática de atividades físicas que fortaleçam os ossos por pelo menos 60 minutos em pelo menos três dias da semana.
- Benefícios para os ossos: fazer exercícios ajuda a construir ossos fortes. Meninos e meninas que são ativos tendem a ter ossos mais saudáveis, e isso pode variar em diferentes regiões do esqueleto.
- Atividades moderadas e vigorosas: fazer exercícios em que você se movimenta bastante e fica ofegante pode ser ainda melhor para os ossos.
- Atividades com impacto: coisas como pular e correr são ótimas para o fortalecimento dos ossos, especialmente para a fase de desenvolvimento da criança e do adolescente.

- Nutrição é importante: comer alimentos ricos em cálcio, como leite e queijo, é um importante fator para deixar ossos fortes. Além disso, alguns estudos mostram que tomar suplementos de cálcio com a prática de exercícios regulares pode ser muito bom para os ossos, especialmente se o adolescente não está obtendo cálcio suficiente na sua dieta.

- Consulte um especialista: é essencial contar com a ajuda de um especialista para tomar decisões que favoreçam a saúde da criança e do adolescente.

- Mais pesquisas são necessárias: ainda precisamos de mais estudos para entender melhor como os exercícios e a suplementação de cálcio afetam os ossos em crianças e adolescentes.

Para manter os ossos mais saudáveis, é importante influenciar as crianças e adolescentes a se exercitarem com regularidade. Crianças geralmente são mais abertas a atividades em que sintam maior diversão. Nesse caso, alguma intervenção pedagógica pode ser necessária para facilitar a aderência das crianças às atividades. Além de tudo, é recomendado que a alimentação de crianças e adolescentes seja nutritiva e contenha elementos que favoreçam o fortalecimento dos ossos, como o cálcio e a vitamina D.

Exercícios resistidos, aeróbicos e esportes

- Exercícios são bons para os ossos: fazer exercícios que envolvem força de reação do solo, como levantamento de peso e esportes de impacto (como basquete e futebol), pode ajudar a manter ou até aumentar a densidade mineral dos ossos, especialmente em homens adultos mais velhos.

- Benefícios variam entre grupos: mulheres em pós-menopausa e pessoas com osteoporose também podem se beneficiar dos exercícios, mas os tipos e a intensidade dos exercícios podem variar.

- Ciclismo: há controvérsias em relação aos efeitos do ciclismo sobre a saúde óssea. No geral, essa atividade pode ter pouco ou nenhum efeito sobre a saúde dos ossos. Ainda há necessidade de mais pesquisas abordando esse assunto.

- Corrida de longa duração e de velocidade: correr pode ser benéfico para a densidade óssea, especialmente nas pernas, mas os resultados variam entre homens e mulheres e dependem do tipo de corrida (de longa duração ou velocidade).

- Efeitos do déficit energético: fazer esportes de longa duração, como corrida, ciclismo e natação, pode levar a déficits energéticos que podem prejudicar a saúde dos ossos. Isso é visto especialmente em atletas, pois se submetem a condições mais extremas.

- Fatores individuais: é sugerido que a genética e outros fatores individuais podem influenciar como os ossos respondem aos exercícios.

Exercícios de resistência e atividades de impacto são geralmente bons para a saúde dos ossos, mas os resultados variam entre diferentes populações e tipos de exercícios. É importante considerar a intensidade, a duração e outros fatores individuais ao avaliar os efeitos dos exercícios na saúde óssea. Recomendações devem ser feitas com cautela.

Exercícios na água

- Natação para crianças: a natação não parece ter um impacto significativo na densidade mineral dos ossos de crianças antes da puberdade.

- Outros esportes podem ser melhores: esportes como voleibol, ginástica, basquete e futebol parecem ser melhores para a saúde óssea em meninas durante o crescimento do que a natação.

- Resultados em adultos e adolescentes: em adultos, adolescentes e pré-adolescentes, não há evidências sólidas de que a natação tenha um efeito positivo na densidade óssea.

- Exercícios aquáticos recreativos: exercícios como hidroginástica e natação recreativa podem melhorar a densidade óssea em mulheres adultas, mas exercícios terrestres são mais eficazes.

- Benefícios musculares: mesmo sendo de baixo impacto, exercícios aquáticos podem ser avaliados como opção para fortalecer os músculos e, possivelmente, beneficiar a saúde dos ossos.

- Comparação com outros esportes: pessoas que praticam esportes de alto impacto tendem a ter ossos mais densos do que os nadadores. Além disso, não há evidências sólidas de que nadadores esportivos tenham ossos menos densos do que pessoas sedentárias.

- Natação como opção: a relação entre natação e saúde óssea ainda é controversa, mas a natação e outros exercícios aquáticos podem ser boas opções para pessoas com limitações para fazer exercícios terrestres.

- Outros benefícios: além da saúde óssea, exercícios na água também podem ser úteis no tratamento de condições como fibromialgia, cardiopatias, diabetes e saúde mental.

Enquanto a natação não parece ser a melhor opção para melhorar a densidade óssea, ela ainda oferece muitos benefícios para a saúde geral, especialmente para aqueles que têm restrições para fazer exercícios terrestres. É importante considerar outros exercícios em terra se o objetivo principal for fortalecer os ossos.

Saúde óssea e exercícios nas fases pré-puberal e puberal do sexo feminino

- Exercícios de alto impacto são bons para os ossos: para meninas no início da puberdade, fazer exercícios de alto impacto pode aumentar a saúde óssea do quadril e coluna lombar.

- Prática regular é importante: evidências sugerem que a prática regular de exercícios, especialmente durante as fases de pré-puberdade e puberdade, pode melhorar a densidade mineral óssea em mulheres jovens. Isso é importante, mesmo que a idade da primeira menstruação não pareça estar consistentemente relacionada à densidade óssea.

- Fases específicas: exercícios de impacto ósseo podem ser mais eficazes na fase pré-menarca em comparação com a fase pós-menarca. Mais estudos científicos são necessários para discutir esses resultados.

Estudos sugerem que exercícios, especialmente os de alto impacto, são benéficos para a saúde óssea de meninas na fase de pré-puberdade. A prática regular de exercícios pode aumentar a densidade mineral óssea e melhorar a estrutura dos ossos. Isso é importante para o desenvolvimento saudável dos ossos, mesmo que a menarca (primeira menstruação) ocorra em momentos diferentes. Portanto, exercícios, incluindo aulas de Educação Física, podem ser recomendados para melhorar a saúde dos ossos na pré-adolescência e adolescência, com benefícios semelhantes para meninos e meninas.

Exercícios físicos e adaptação óssea na pós-menopausa

- Exercícios são benéficos para a saúde dos ossos: praticar exercícios regularmente, independentemente do estado de saúde óssea (saudável, osteopenia ou osteoporose) ou do estágio da menopausa, pode trazer melhorias na saúde dos ossos.

- Tipo de exercício importa: o tipo de exercício pode afetar diferentes partes do esqueleto. Exercícios como caminhada e Tai Chi podem beneficiar a coluna e o pulso, enquanto atividades de alta intensidade como corrida e pulos impactam positivamente o quadril e o fêmur.

- Exercícios resistidos dinâmicos: exercícios de resistência dinâmica, como levantamento de peso, podem ser bons para a coluna vertebral e o quadril, mas podem ter efeitos limitados no fêmur.

- Intensidade importa: exercícios de intensidade moderada parecem gerar algumas melhorias na mineralização óssea, enquanto os de alta intensidade têm resultados menos conclusivos.

- Não há vantagem clara da alta intensidade: ainda não há evidências sólidas que indiquem que exercícios de alta intensidade sejam significativamente melhores para a densidade óssea do que exercícios de intensidade menor.

- Muitas incertezas persistem: ainda há muitas incertezas sobre o tipo ideal de programa de exercícios para mulheres na pós-menopausa, e é preciso interpretar os resultados com cautela devido à diversidade de estudos e à falta de conclusões definitivas na literatura científica.

- Importância de considerar a individualidade: a resposta ao exercício pode variar de pessoa para pessoa, e é importante levar em conta fatores individuais ao preparar programas de treinamento.

A prática regular de exercícios pode ser benéfica para a saúde dos ossos em mulheres pós-menopausa, mas os detalhes específicos sobre o tipo e a intensidade dos exercícios e seus efeitos em diferentes partes do esqueleto ainda são tópicos de pesquisa em evolução. Portanto, é crucial abordar essas informações com cuidado e individualizar as recomendações com base nas necessidades de cada pessoa.

Exercícios e saúde óssea da população idosa

- Diversidade de exercícios pode ser importante: diferentes tipos de exercícios, como treinamento resistido, aeróbicos, de alto impacto e de suporte de peso, podem ajudar a reduzir a perda de densidade óssea relacionada à idade, especialmente em mulheres pós-menopausa.

- Exercícios resistidos são benéficos: exercícios de resistência, sozinhos ou combinados com exercícios de impacto, podem ser úteis para melhorar a saúde dos ossos em homens de meia idade e mais velhos. No entanto, seus efeitos podem variar em diferentes regiões do esqueleto.

- Prevenção de quedas: para os idosos, combinar exercícios que trabalhem equilíbrio e fortalecimento muscular pode reduzir o risco de quedas. O Tai Chi é especialmente eficaz nesse sentido.

- Recomendações convergem: diretrizes concordam que exercícios e reabilitação de equilíbrio corporal são essenciais para prevenir quedas em pessoas com 60 anos ou mais. No entanto, é importante avaliar o risco de queda antes de iniciar qualquer programa de exercícios.

- Exercícios após fraturas: mesmo após fraturas, é recomendada a prática regular e supervisionada de exercícios. Exercícios de suporte de peso, fortalecimento muscular e equilíbrio são recomendados para pessoas com 65 anos ou mais que sofreram fraturas vertebrais ou no quadril.

- Frequência: adultos mais velhos podem obter um maior aumento na densidade óssea quando praticam exercícios duas vezes ou mais por semana, por pelo menos 60 minutos por dia.

- Intensidade ainda não definida: não há evidências claras sobre qual intensidade de exercício é a melhor para a saúde dos ossos em pessoas mais velhas. Para pessoas mais velhas com osteoporose ou osteopenia, exercícios com uma intensidade acima de 70% de sua capacidade máxima parecem ser mais benéficos.

Praticar uma variedade de exercícios, incluindo exercícios de resistência e equilíbrio, pode ser benéfico para a saúde dos ossos em pessoas mais velhas. No entanto, a escolha do programa de exercícios deve levar em consideração fatores individuais, como a idade, o risco de quedas e a presença de fraturas. Além disso, a frequência e a intensidade dos exercícios podem variar, e é importante adaptá-las às necessidades de cada pessoa.

Densidade mineral óssea residual

- Benefícios a longo prazo: a prática regular de exercícios durante a infância e adolescência pode criar uma reserva de densidade mineral óssea que pode proteger contra fraturas quando se fica mais velho. Isso é especialmente notado em ex-atletas idosos.

- Mulheres ex-atletas: mulheres que praticaram esportes também mostram menos perda de densidade óssea em comparação com pessoas que praticavam pouco ou não praticavam esportes.

- Exercícios na escola: fazer exercícios comuns na escola regularmente pode ser ótimo para ajudar a manter ossos fortes na fase adulta.

- Exercícios para adultos e idosos: mesmo quando se envelhece, é importante continuar fazendo exercícios para ajudar a preservar a saúde dos ossos. Exercícios regulares são recomendados em diferentes contextos.

A prática regular de exercícios ao longo da vida, desde a infância até a fase mais longínqua da vida, ajuda a manter a saúde óssea. Isso é importante tanto para ex-atletas quanto para pessoas não atletas. Portanto, é uma boa ideia manter o hábito de se exercitar à medida que envelhecemos para manter nossos ossos fortes e saudáveis.

CONSIDERAÇÕES FINAIS

Cautela deve ser tomada quanto às informações apresentadas neste trabalho referentes aos efeitos dos exercícios físicos e atividades físicas no incremento ou preservação da massa óssea e contra a osteoporose, pois mais pesquisas são necessárias para melhor compreensão das particularidades a serem incorporadas às intervenções envolvendo exercícios e atividades físicas e adaptação óssea (PINHEIRO *et al.* 2020; DALY *et al.*, 2021). Conclusões generalizadas ou precipitadas podem surgir ao serem comparados resultados de diferentes estudos, em razão de fatores diversos, a exemplo de geografia, etnicidade e condição socioeconômica (KANIS *et al.*, 2012; BLAND *et al.*, 2020; CLYNES *et al.*, 2020), idade ou maturidade (MACKELVIE; KHAN; MCKAY, 2002), tipo de intervenção (PINHEIRO *et al.* 2020; DALY *et al.*, 2021; ZITZMANN *et al.*, 2022), intensidade ou carga, duração do protocolo e baixa responsividade da região específica do esqueleto ao exercício (KISTLER-FISCHBACHER; WEEKS; BECK, 2021a,b).

REFERÊNCIAS

ABRAHAMSEN, B.; VAN STAA, T.; ARIELY, R.; OLSON, M.; COOPER, C. Excess mortality following hip fracture: a systematic epidemiological review. *Osteoporosis International*, v. 20, n. 10, p. 1633-50, 2009. DOI: 10.1007/s00198-009-0920-3.

ABRAHIN, O.; RODRIGUES, R. P.; MARÇAL, A. C.; ALVES, E. A.; FIGUEI-REDO, R. C.; DE SOUSA, E. C. Swimming and cycling do not cause positive effects on bone mineral density: a systematic review. *Revista brasileira de reumatologia*, v. 56, n. 4, p. 345-51, 2016. DOI: 10.1016/j.rbre.2016.02.013.

ALMEIDA, M.; LAURENT, M. R.; DUBOIS, V.; CLAESSENS, F.; O'BRIEN, C. A.; BOUILLON, R.; VANDERSCHUEREN, D.; MANOLAGAS, S. C. Estrogens and Androgens in Skeletal Physiology and Pathophysiology. *Physiological Reviews*, v. 97, n. 1, p. 135-187, 2017. DOI: 10.1152/physrev.00033.2015.

BEHRINGER, M.; GRUETZNER, S.; MCCOURT, M.; MESTER, J. Effects of weight-bearing activities on bone mineral content and density in children and adolescents: a meta-analysis. *Journal of bone and mineral research*, v. 29, n. 2, p. 467-78, 2014. DOI: 10.1002/jbmr.2036.

BLAND, V. L.; HEATHERINGTON-RAUTH, M.; HOWE, C.; GOING, S. B.; BEA, J. W. Association of objectively measured physical activity and bone health in children and adolescents: a systematic review and narrative synthesis. *Osteoporosis International*, v. 31, n. 10, p. 1865-1894, 2020. DOI: 10.1007/s00198-020-05485-y.

BOLAM, K A ; VAN UFFELEN, J. G. Z.; TAAFFE, D. R. The effect of physical exercise on bone density in middle-aged and older men: a systematic review. *Osteoporosis International*, v. 24, n. 11, p. 2749-62, 2013. DOI: 10.1007/s00198-013-2346-1.

BOUILLON, R. Comparative analysis of nutritional guidelines for vitamin D. *Nature Reviews Endocrinology*, v. 13, n. 8, p. 466-479, 2017. DOI: 10.1038/nrendo.2017.31.

BRAHM, H.; STRÖM, H.; PIEHL-AULIN, K.; MALLMIN, H.; LJUN-
GHALL, S. Bone Metabolism in Endurance Trained Athletes: A Comparison to Population-Based Controls Based on DXA, SXA, Quantitative
Ultrasound, and Biochemical Markers. *Calcified tissue international*, v. 61,
n. 6, p. 448-54, 1997. DOI: 10.1007/s002239900366.

BULL, F. C.; AL-ANSARI, S. S.; BIDDLE, S.; BORODULIN, K.; BUMAN,
M. P.; CARDON, G.; CARTY, C.; CHAPUT, J. P.; CHASTIN, S.; CHOU,
R.; DEMPSEY, P. C.; DIPIETRO, L.; EKELUND, U.; FIRTH, J.; FRIE-
DENREICH, C. M.; GARCIA, L.; GICHU, M.; JAGO, R.; KATZMARZYK,
P. T.; LAMBERT, E.; LEITZMANN, M.; MILTON, K.; ORTEGA, F. B.;
RANASINGHE, C.; STAMATAKIS, E.; TIEDEMANN, A.; TROIANO, R.
P.; VAN DER PLOEG, H. P.; WARI, V.; WILLUMSEN, J. F. World Health
Organization 2020 guidelines on physical activity and sedentary beha-
viour. *British journal of sports medicine*, v. 54, n. 24, p. 1451-1462, 2020.
DOI: 10.1136/bjsports-2020-102955.

BURR, D. B; ALLEN, M. R. *Basic and Applied Bone Biology*. 2. ed. Academic
Press, San Diego, 2019, 478 p.

CALLEWAERT, F.; VENKEN, K.; KOPCHICK, J. J.; TORCASIO, A.; VAN
LENTHE, G. H.; BOONEN, S.; VANDERSCHUEREN, D. Sexual dimor-
phism in cortical bone size and strength but not density is determined by
independent and time-specific actions of sex steroids and IGF-1: evidence
from pubertal mouse models. *Journal of bone and mineral research*, v. 25, n.
3, p. 614-26, 2010. DOI: 10.1359/jbmr.090828.

CAULEY, J. A. Estrogen and bone health in men and women. *Steroids*, v.
99,p. 11-15, 2015. DOI: 10.1016/j.steroids.2014.12.010.

CHEN, P.; WANG, D.; SHEN, H.; YU, L.; GAO, Q.; MAO, L.; JIANG, F.;
LUO, Y.; XIE, M.; ZHANG, Y.; FENG, L.; GAO, F.; WANG, Y.; LIU, Y.;
LUO, C.; NASSIS, G. P.; KRUSTRUP, P.; AINSWORTH, B. E.; HARMER, P.
A.; LI, F. Physical activity and health in Chinese children and adolescents:
expert consensus statement (2020). *British journal of sports medicine*, v. 54,
n. 22, p. 1321-1331, 2020. DOI: 10.1136/bjsports-2020-102261.

CLYNES, M. A.; HARVEY, N. C.; CURTIS, E. M.; FUGGLE, N. R.; DEN-NISON, E. M.; COOPER, C. The epidemiology of osteoporosis. *British medical bulletin*, v. 15, n. 133, p. 105-117, 2020. DOI: 10.1093/bmb/ldaa005.

CONLEY, R. B.; ADIB, G.; ADLER, R. A.; ÅKESSON, K. E.; ALEXANDER, I. M.; AMENTA, K. C.; BLANK, R. D.; BROX, W. T.; CARMODY, E. E.; CHAPMAN-NOVAKOFSKI, K.; CLARKE, B. L.; CODY, K. M.; COOPER, C.; CRANDALL, C. J.; DIRSCHL, D. R.; EAGEN, T. J.; ELDERKIN, A. L.; FUJITA, M.; GREENSPAN, S. L.; HALBOUT, P.; HOCHBERG, M. C.; JAVAID, M.; JERAY, K. L.; KEARNS, A. E.; KING, T.; KOINIS, T. F.; KOONTZ, J. S.; KUZMA, M.; LINDSEY, C.; LORENTZON, M.; LYRITIS, G. P.; MICHAUD, L. B.; MICIANO, A.; MORIN, S. N.; MUJAHID, N.; NAPOLI, N.; OLENGINSKI, T. P.; PUZAS, J. E.; RIZOU, S.; ROSEN, C. J.; SAAG, K.; THOMPSON, E.; TOSI, L. L.; TRACER, H.; KHOSLA, S.; KIEL, D. P. Secondary Fracture Prevention: Consensus Clinical Recommendations from a Multistakeholder Coalition. *Journal of bone and mineral research*, v. 35, n. 1, p. 36-52, 2020. DOI: 10.1002/jbmr.3877.

COOKE, P. S.; NANJAPPA, M. K.; KO, C.; PRINS, G. S.; HESS, R. A. Estrogens in Male Physiology. *Physiological Reviews*, v. 97, n. 3, p. 995-1043, 2017. DOI: 10.1152/physrev.00018.2016.

CORONADO-ZARCO, R.; OLASCOAGA-GÓMEZ DE LEÓN, A.; GAR-CÍA-LARA, A.; QUINZAÑOS-FRESNEDO, J.; NAVA-BRINGAS, T. I.; MACÍAS-HERNÁNDEZ, S. I. Nonpharmacological interventions for osteoporosis treatment: systematic review of clinical practice guidelines. *Osteoporosis and Sarcopenia*, v. 5, n. 3, p. 69-77, 2019. DOI: 10.1016/j. afos.2019.09.005.

COSMAN, F.; DE BEUR, S. J.; LEBOFF, M. S.; LEWIECKI, E. M.; TANNER, B.; RANDALL, S.; LINDSAY, R.; NATIONAL OSTEOPOROSIS FOUN-DATION. Clinician's Guide to Prevention and Treatment of Osteoporosis. *Osteoporosis International*, v. 25, n. 10, p. 2359–2381, 2014. DOI: 10.1007/ s00198-014-2794-2.

COURTEIX, D.; LESPESSAILLES, E.; PERES, S. L.; OBERT, P.; GER-MAIN, P.; BENHAMOU, C. L. Effect of physical training on bone mineral density in prepubertal girls: a comparative study between impact-loading and non-impact-loading sports. *Osteoporosis International*, v. 8, p. 152-158, 1998. DOI: 10.1007/BF02672512.

CURTIS, E. M.; VAN DER VELDE, R.; MOON, R. J.; VAN DEN BERGH, J. P.; GEUSENS, P.; DE VRIES, F.; VAN STAA, T. P.; COOPER, C.; & HARVEY, N. C. Epidemiology of fractures in the United Kingdom 1988–2012: variation with age, sex, geography, ethnicity and socioeconomic status. *Bone*, v. 87, p. 19-26, 2016. DOI: 10.1016/j.bone.2016.03.006.

DALY, R. M.; DALLA VIA, J.; DUCKHAM, R. L.; FRASER, S. F.; HELGE, E. W. Exercise for the prevention of osteoporosis in postmenopausal women: an evidence-based guide to the optimal prescription. *Brazilian journal of physical therapy*, v. 23, n. 2, p. 170-180, 2018. DOI: 10.1016/j. bjpt.2018.11.011.

D'AMELIO, P.; GRIMALDI, A.; DI BELLA, S.; BRIANZA, S. Z. M.; CRISTOFARO, M. A.; TAMONE, C.; GIRIBALDI, G.; ULLIERS, D.; PESCARMONA, G. P.; ISAIA, G. Estrogen deficiency increases osteoclastogenesis up-regulating T cells activity: a key mechanism in osteoporosis. *Bone*, v. 43, n. 1, p. 92-100, 2008. DOI: 10.1016/j.bone.2008.02.017.

EBELING, P. R.; NGUYEN, H. H.; ALEKSOVA, J.; VINCENT, A. J.; WONG, P.; MILAT, F. Secondary Osteoporosis. *Endocrine Reviews*, v. 43, n. 2, p. 240-313, 2022. DOI: 10.1210/endrev/bnab028.

FAÍL, L. B.; MARINHO, D. A.; MARQUES, E. A.; COSTA, M. J.; SANTOS, C. C.; MARQUES, M. C.; IZQUIERDO, M.; NEIVA, H. P. Benefits of aquatic exercise in adults with and without chronic disease - A systematic review with meta-analysis. *Scandinavian journal of medicine & science in sports*, v. 32, n. 3, p. 465-486, 2022. DOI: 10.1111/sms.14112.

FALAHATI-NINI, A.; RIGGS, B. L.; ATKINSON, E. J.; O'FALLON, W. M.; EASTELL, R.; KHOSLA, S. Relative contributions of testosterone and estrogen in regulating bone resorption and formation in normal elderly men. *The Journal of Clinical Investigation*, v. 106, n. 12, p. 1553–1560, 2000. DOI: 10.1172/JCI10942.

FEHILY, A. M.; COLES, R. J.; EVANS, W. D.; ELWOOD, P. C. Factors affecting bone density in young adults. *The American journal of clinical nutrition*, v. 56, n. 3, p. 579-86, 1992. DOI: 10.1093/ajcn/56.3.579.

FEHLING, P. C.; ALEKEL, L.; CLASEY, J.; RECTOR, A.; STILLMAN, R. J. A comparison of bone mineral densities among female athletes in impact loading and active loading sports. *Bone*, v. 17, n. 3, p. 205-10, 1995. DOI: 10.1016/8756-3282(95)00171-9.

FREITAS, L.; BEZERRA, A.; AMORIM, T.; FERNANDES, R. J.; DUARTE, J.; FONSECA, H. Is competitive swimming training a risk factor for osteoporosis? A systematic review of the literature and quality of evidence. *German Journal of Exercise and Sport Research*, v. 53, p. 232-242, 2023. DOI: 10.1007/s12662-022-00849-4.

GARCÍA-HERMOSO, A.; EZZATVAR, Y.; RAMÍREZ-VÉLEZ, R.; OLLO-QUEQUI, J.; IZQUIERDO, M. Is device-measured vigorous physical activity associated with health-related outcomes in children and adolescents? A systematic review and meta-analysis. *Journal of sport and health science*, v. 10, n 3, p. 296-307, 2021. DOI: 10.1016/j.jshs.2020.12.001.

GILLESPIE, L. D.; ROBERTSON, M. C.; GILLESPIE, W. J.; SHERRING-TON, C.; GATES, S.; CLEMSON, L. M.; LAMB, S. E. Interventions for preventing falls in older people living in the community. *The Cochrane database of systematic reviews*, v. 2012, n. 9. DOI: 10.1002/14651858.CD007146.pub3.

GOMEZ-BRUTON, A.; MONTERO-MARÍN, J.; GONZÁLEZ-AGÜERO, A.; GARCÍA-CAMPAYO, J.; MORENO, L. A.; CASAJÚS, J. A.; VICEN-TE-RODRÍGUEZ, G. The Effect of Swimming During Childhood and Adolescence on Bone Mineral Density: a systematic review and meta-analysis. *Sports Medicine*, v. 46, n. 3, p. 365-79, 2016. DOI: 10.1007/s40279-015-0427-3.

GOMEZ-BRUTON, A.; MONTERO-MARÍN, J.; GONZÁLEZ-AGÜERO, A.; GÓMEZ-CABELLO, A.; GARCÍA-CAMPAYO, J.; MORENO, L. A.; CASAJÚS, J. A.; VICENTE-RODRÍGUEZ, G. Swimming and peak bone mineral density: a systematic review and meta-analysis. *Journal of Sports Science*, v. 36, n. 4, p. 365-377, 2018. DOI: 10.1080/02640414.2017.1307440.

GÓMEZ-CABELLO, A.; ARA, I.; GONZÁLEZ-AGÜERO, A.; CASAJÚS, J. A.; VICENTE-RODRÍGUEZ, G. Effects of training on bone mass in older adults: a systematic review. *Sports Medicine*, v. 42, n. 4, p. 301-25, 2012. DOI: 10.2165/11597670-000000000-00000.

HAENTJENS, P.; MAGAZINER, J.; COLÓN-EMERIC, C. S.; VANDERSCHUEREN, D.; MILISEN, K.; VELKENIERS, B.; BOONEN, S. Meta-analysis: excess mortality after hip fracture among older women and men. *Annals of internal medicine*, v. 152, n. 6, p. 38-90, 2010. DOI: 10.7326/0003-4819-152-6-201003160-00008.

HAMILTON, B. R.; STAINES, K. A.; KELLEY, G. A.; KELLEY, K. S.; KOHRT, W. M.; PITSILADIS, Y.; GUPPY, F. M. The Effects of Exercise on Bone Mineral Density in Men: A Systematic Review and Meta-Analysis of Randomised Controlled Trials. *Calcified tissue international*, v. 110, p. 41-56, 2022. DOI: 10.1007/s00223-021-00893-6.

HEINONEN, A.; SIEVÄNEN, H.; KANNUS, P.; OJA, P.; PASANEN, M.; VUORI, I. High-impact exercise and bones of growing girls: a 9-month controlled trial. *Osteoporosis International*, v. 11, n. 12, p. 1010–1017, 2000. DOI: 10.1007/s001980070021.

HERBERT, A. J.; WILLIAMS, A. G.; HENNIS, P. J.; ERSKINE, R. M.; SALE, C.; DAY, S. H.; STEBBINGS, G. K. The interactions of physical activity, exercise and genetics and their associations with bone mineral density: implications for injury risk in elite athletes. *European journal of applied physiology*, v. 119, n. 1. p. 29-47, 2019. DOI: 10.1007/s00421-018-4007-8.

HERBERT, A. J.; WILLIAMS, A. G.; LOCKEY, S. J.; ERSKINE, R. M.; SALE, C.; HENNIS, P. J.; DAY, S. H.; STEBBINGS, G. K. Bone mineral density in high-level endurance runners: part A-site-specific characteristics. *European journal of applied physiology*, v. 121, n. 12, p. 3437-3445, 2021. DOI: 10.1007/s00421-021-04793-3.

HERBERT, A. J.; WILLIAMS, A. G.; LOCKEY, S. J.; ERSKINE, R. M.; SALE, C.; HENNIS, P. J.; DAY, S. H.; & STEBBINGS, G. K. Bone mineral density in high-level endurance runners: Part B-genotype-dependent characteristics. *European journal of applied physiology*, v. 122, n. 1, p. 71-80, 2022. DOI: 10.1007/s00421-021-04789-z.

HEYDENREICH, J.; KAYSER, B.; SCHUTZ, Y.; MELZER, K. Total Energy Expenditure, Energy Intake, and Body Composition in Endurance Athletes Across the Training Season: A Systematic Review. *Sports Medicine* – Open, v. 3, n. 1, p. 8, 2017. DOI: 10.1186/s40798-017-0076-1.

HOWE, T. E.; SHEA, B.; DAWSON, L. J.; DOWNIE, F.; MURRAY, A.; ROSS, C.; HARBOUR, R. T.; CALDWELL, L. M.; CREED, G. Exercise for preventing and treating osteoporosis in postmenopausal women. *The Cochrane database of systematic reviews*, n. 7, 2011. CD000333. DOI: 10.1002/14651858.CD000333.pub2.

HUTSON, M. J.; O'DONNELL, E.; BROOKE-WAVELL, K.; SALE, C.; BLAGROVE, R. C. Effects of Low Energy Availability on Bone Health in Endurance Athletes and High-Impact Exercise as A Potential Countermeasure: a narrative review. *Sports medicine*, Auckland, v. 51, n. 3, p. 391-403, 2021. DOI: 10.1007/s40279-020-01396-4.

IGARASHI, Y.; NOGAMI, Y. The effect of regular aquatic exercise on blood pressure: a meta-analysis of randomized controlled trials. *European journal of preventive cardiology*, v. 25, n. 2, p. 190-199, 2018. DOI: 10.1177/2047487317731164.

IOM (Institute of Medicine). 2011. Dietary Reference Intakes for Calcium and Vitamin D. Washington, DC: The National Academies Press. Disponível em: https://nap.nationalacademies.org/catalog/13050/dietary-reference-intakes-for-calcium-and-vitamin-d. Acesso em: 11 nov. 2023.

IRELAND, A.; MITTAG, U.; DEGENS, H.; FELSENBERG, D.; FERRETTI, J. L.; HEINONEN, A.; KOLTAI, E.; KORHONEN, M. T.; MCPHEE, J. S.; MEKJAVIC, I.; PIASECKI, J.; PISOT, R.; RADAK, Z.; SIMUNIC, B.; SUOMINEN, H.; WILKS, D. C.; WINWOOD, K.; & RITTWEGER, J. Greater maintenance of bone mineral content in male than female athletes and in sprinting and jumping than endurance athletes: a longitudinal study of bone strength in elite masters athletes. *Archives of osteoporosis*, v. 15, n. 1, p. 87. DOI: 10.1007/s11657-020-00757-w.

JACKSON, M.; KANG, M.; FURNESS, J.; KEMP-SMITH, K. Aquatic exercise and mental health: a scoping review. *Complementary therapies in medicine*, v. 66, 102820, 2022. DOI: 10.1016/j.ctim.2022.102820.

KANIS, J. A.; ODÉN, A.; MCCLOSKEY, E. V.; JOHANSSON, H.; WAHL, D. A.; COOPER, C.; IOF WORKING GROUP ON EPIDEMIOLOGY AND QUALITY OF LIFE. A systematic review of hip fracture incidence and probability of fracture worldwide. *Osteoporosis International*, v. 23, n. 9, p. 2239-56, 2012. DOI: 10.1007/s00198-012-1964-3.

KANNEGAARD, P. N.; VAN DER MARK, S.; EIKEN, P.; ABRAHAMSEN, B. Excess mortality in men compared with women following a hip fracture. National analysis of comedications, comorbidity and survival. *Age and ageing*, v. 39, n, 2, p. 203-9. DOI: 10.1093/ageing/afp221.

KARLSSON, M. K.; LINDEN, C.; KARLSSON, C.; JOHNELL, O.; OBRANT, K.; SEEMAN, E. Exercise during growth and bone mineral density and fractures in old age. *Lancet*, v. 355, n. 9202, p. 469-70, 2000. DOI: 10.1016/s0140-6736(00)82020-6.

KAST, S.; SHOJAA, M.; KOHL, M.; VON STENGEL, S.; GOSCH, M.; JAKOB, F.; KERSCHAN-SCHINDL, K.; KLADNY, B.; KLÖCKNER, N.; LANGE, U.; MIDDELDORF, S.; PETERS, S.; SCHOENE, D.; SIEBER, C.; THOMASIUS, F.; UDER, M.; KEMMLER, W. Effects of different exercise intensity on bone mineral density in adults: a comparative systematic review and meta-analysis. *Osteoporosis International*, v. 33, n. 8, p. 1643-1657, 2022. DOI: 10.1007/S00198-022-06329-7.

KATSOULIS, M.; BENETOU, V.; KARAPETYAN, T.; FESKANICH, D.; GRODSTEIN, F.; PETTERSSON-KYMMER, U.; ERIKSSON, S.; WILS-GAARD, T.; JØRGENSEN, L.; AHMED, L. A.; SCHÖTTKER, B.; BRENNER, H.; BELLAVIA, A.; WOLK, A.; KUBINOVA, R.; STEGEMAN, B.; BOBAK, M.; BOFFETTA, P.; & TRICHOPOULOU, A. Excess mortality after hip fracture in elderly persons from Europe and the USA: the CHANCES project. *Journal of internal medicine*, v. 281, n. 3, p. 300-310, 2017. DOI: 10.1111/joim.12586.

KEMMLER, W.; SHOJAA, M.; KOHL, M.; VON STENGEL, S. Effects of different types of exercise on bone mineral density in postmenopausal women: a systematic review and meta-analysis. *Calcified tissue internatio-nal*, v. 107, n. 5, p. 409-439, 2020. DOI: 10.1007/s00223-020-00744-w.

KHOSLA, S.; RIGGS, B. L. Pathophysiology of age-related bone loss and osteoporosis. *Endocrinol Endocrinology and metabolism clinics of North America*, v. 34, n. 4, p. 1015-30, 2005. DOI: 10.1016/j.ecl.2005.07.009.

KISTLER-FISCHBACHER, M.; WEEKS, B. K.; BECK, B. R. The effect of exercise intensity on bone in postmenopausal women (part 1): a systematic review. *Bone*, v. 143, 2021a. DOI: 10.1016/j.bone.2020.115696.

KISTLER-FISCHBACHER, M.; WEEKS, B. K.; BECK, B. R. The effect of exercise intensity on bone in postmenopausal women (part 2): A systematic review. *Bone*, v. 143, 2021b. DOI: 10.1016/j.bone.2020.115697.

KITSUDA, Y.; WADA, T.; NOMA, H.; OSAKI, M.; HAGINO, H. Impact of high-load resistance training on bone mineral density in osteoporosis and osteopenia: a meta-analysis. *Journal of bone and mineral metabolism*, v. 39, n. 5, p. 787-803, 2021. DOI: 10.1007/s00774-021-01218-1.

LEBOFF, M. S.; GREENSPAN, S. L.; INSOGNA, K. L.; LEWIECKI, E. M.; SAAG, K. G.; SINGER, A. J.; SIRIS, E. S. The clinician's guide to pre-vention and treatment of osteoporosis. *Osteoporosis International*, v. 33, p. 2049-2102, 2022.

LEVIN, V. A.; JIANG, X.; KAGAN, R. Estrogen therapy for osteoporosis in the modern era. *Osteoporosis International*, v. 29, n. 5, p. 1049-1055, 2018. DOI: 10.1007/s00198-018-4414-z.

MACKELVIE, K. J.; KHAN, K. M.; MCKAY, H. A. Is there a critical period for bone response to weight-bearing exercise in children and adolescents? A systematic review. *British journal of sports medicine*, v. 36, n. 4, p. 250-7, 2002. DOI: 10.1136/bjsm.36.4.250.

MACKELVIE, K. J.; MCKAY, H. A.; KHAN, K. M.; CROCKER, P. R. A school-based exercise intervention augments bone mineral accrual in early pubertal girls. *The Journal of pediatrics*, v. 139, n. 4, p. 501-8, 2001. DOI: 10.1067/mpd.2001.118190.

MANOLAGAS, S. C.; O'BRIEN, C. A.; ALMEIDA, M. The role of estrogen and androgen receptors in bone health and disease. *Nature Reviews Endocrinology*, v. 9, n. 12, p. 699-712, 2013. DOI: 10.1038/nrendo.2013.179.

MCCORMACK, W. P.; SHOEPE, T. C.; LABRIE, J.; ALMSTEDT, H. C. Bone mineral density, energy availability, and dietary restraint in collegiate cross-country runners and non-running controls. *European journal of applied physiology*, v. 119, n. 8, p. 1747-1756, 2019. DOI: 10.1007/s00421-019-04164-z.

MILLS, E. G.; YANG, L.; NIELSEN, M. F.; KASSEM, M.; DHILLO, W. S.; COMNINOS, A. N. The Relationship Between Bone and Reproductive Hormones Beyond Estrogens and Androgens. *Endocrine Reviews*, v. 42, n. 6, p. 691-719, 2021. DOI: 10.1210/endrev/bnab015.

MIRZA, F.; CANALIS, E. Management of endocrine disease: Secondary osteoporosis: pathophysiology and management. *European journal of endocrinology*, v. 173, n. 3, p. R131-R151, 2015. DOI: 10.1530/EJE-15-0118.

MOHAMMAD RAHIMI, G. R.; SMART, N. A.; LIANG, M. T. C.; BIJEH, N.; ALBANAQI, A. L.; FATHI, M.; NIYAZI, A.; MOHAMMAD RAHIMI, N. The impact of different modes of exercise training on bone mineral density in older postmenopausal women: a systematic review and meta-analysis research. *Calcified tissue international*, v. 106, n. 6, p. 577-590, 2020. DOI: 10.1007/s00223-020-00671-w.

MOHEBBI, R.; SHOJAA, M.; KOHL, M.; VON STENGEL, S.; JAKOB, F.; KERSCHAN-SCHINDL, K.; LANGE, U.; PETERS, S.; THOMASIUS, F.; UDER, M.; KEMMLER, W. Exercise training and bone mineral density in postmenopausal women: an updated systematic review and meta-analysis of intervention studies with emphasis on potential moderators. *Osteoporosis International*, v. 34, n. 7, p. 1145-1178, 2023. DOI: 10.1007/s00198-023-06682-1.

MONTERO-ODASSO, M. M.; KAMKAR, N.; PIERUCCINI-FARIA, F.; OSMAN, A.; SARQUIS-ADAMSON, Y.; CLOSE, J.; HOGAN, D. B.; HUNTER, S. W.; KENNY, R. A.; LIPSITZ, L. A.; LORD, S. R.; MADDEN, K. M.; PETROVIC, M.; RYG, J.; SPEECHLEY, M.; SULTANA, M.; TAN,

M. P.; VAN DER VELDE, N.; VERGHESE, J.; MASUD, T. Evaluation of Clínical Practice Guidelines on Fall Prevention and Management for Older Adults: a systematic review. *JAMA Network Open*, v. 4, n. 12, e2138911. DOI: 10.1001/jamanetworkopen.2021.38911.

MOREIRA, C. A.; FERREIRA, C. E. D. S.; MADEIRA, M.; SILVA, B. C. C.; MAEDA, S. S.; BATISTA, M. C.; BANDEIRA, F.; BORBA, V. Z. C.; LAZARETTI-CASTRO, M. Reference values of 25-hydroxyvitamin D revisited: a position statement from the Brazilian Society of Endocrinology and Metabolism (SBEM) and the Brazilian Society of Clinical Pathology/ Laboratory Medicine (SBPC). *Archives of endocrinology and metabolism*, v. 64, n. 4, p. 462-478, 2020. DOI: 10.20945/2359-3997000000258.

MORIN, S. N.; YAN, L.; LIX, L. M.; LESLIE, W. D. Long-term risk of subsequent major osteoporotic fracture and hip fracture in men and women: a population-based observational study with a 25-year follow-up. *Osteoporosis International*, v. 32, n. 12, p. 2525-2532, 2021. DOI: 10.1007/s00198-021-06028-9.

MORTON, R. W.; MURPHY, K. T.; MCKELLAR, S. R.; SCHOENFELD, B. J.; HENSELMANS, M.; HELMS, E.; ARAGON, A. A.; DEVRIES, M. C.; BANFIELD, L.; KRIEGER, J. W.; PHILLIPS, S. M. A systematic review, meta-analysis and meta-regression of the effect of protein supplementation on resistance training-induced gains in muscle mass and strength in healthy adults. *British journal of sports medicine*, v. 52, n. 6, p. 376-384, 2018. DOI: 10.1136/bjsports-2017-097608.

NAGLE, K. B.; BROOKS, M. A. A Systematic Review of Bone Health in Cyclists. *Sports Health*, v. 3, n. 3, p. 235-243, 2011. DOI: 10.1177/1941738111398857.

NIH - National Institute of Health. Office of Dietary Supplements. Calcium: fact sheet for health professionals. Atualizado 6 out. 2022. Disponível em: https://ods.od.nih.gov/factsheets/Calcium-HealthProfessional/. Acesso em: 11 nov. 2023.

NIH - National Institute of Health. Office of Dietary Supplements. Vitamin D: fact sheet for health professionals. Atualizado 12 ago. 2022. Disponível em: https://ods.od.nih.gov/factsheets/VitaminD-HealthProfessional/#en15. Acesso em: 11 nov. 2023.

NORDSTRÖM, A.; KARLSSON, C.; NYQUIST, F.; OLSSON, T.; NORDS-TRÖM, P.; KARLSSON, M. Bone loss and fracture risk after reduced physical activity. *The official journal of the American Society for Bone and Mineral Research*, v. 20, n. 2, p. 202-7, 2005. DOI: 10.1359/JBMR.041012.

NUTI, R.; BRANDI, M. L.; CHECCHIA, G.; DI MUNNO, O.; DOMIN-GUEZ, L.; FALASCHI, P.; FIORE, C. E.; IOLASCON, G.; MAGGI, S.; MICHIELI, R.; MIGLIACCIO, S.; MINISOLA, S.; ROSSINI, M.; SESSA, G.; TARANTINO, U.; TOSELLI, A.; ISAIA, G. C. Guidelines for the management of osteoporosis and fragility fractures. *Internal and emergency medicine*, v. 14, n. 1, p. 85-102, 2019. DOI: 10.1007/s11739-018-1874-2.

O'BRYAN, S. J.; GIULIANO, C.; WOESSNER, M. N.; VOGRIN, S.; SMITH, C.; DUQUE, G.; LEVINGER, I. Progressive Resistance Training for Concomitant Increases in Muscle Strength and Bone Mineral Density in Older Adults: a systematic review and meta-analysis. *Sports medicine*, Auckland, v. 52, p. 1939-1960, 2022. DOI: 10.1007/s40279-022-01675-2.

ODÉN, A.; MCCLOSKEY, E. V.; KANIS, J. A.; HARVEY, N. C.; JOHANS-SON, H. Burden of high fracture probability worldwide: secular increases 2010-2040. *Osteoporosis international*, v. 26, n. 9, p. 2243-8, 2015. DOI: 10.1007/s00198-015-3154-6.

OLMEDILLAS, H.; GONZÁLEZ-AGÜERO, A.; MORENO, L. A.; CASAJUS, J. A.; VICENTE-RODRÍGUEZ, G. Cycling and bone health: a systematic review. *BMC Medicine*, v. 10, p. 168, 2012. DOI: 10.1186/1741-7015-10-168.

PAPAGEORGIOU, M.; DOLAN, E.; ELLIOTT-SALE, K. J.; SALE, C. Reduced energy availability: implications for bone health in physically active populations. *European journal of nutrition*, v. 57, n. 3, p. 847-859, 2018. DOI: 10.1007/s00394-017-1498-8.

PETIT, M. A.; MCKAY, H. A.; MACKELVIE, K. J.; HEINONEN, A.; KHAN, K. M.; BECK, T. J. A Randomized school-based jumping intervention confers site and maturity-specific benefits on bone structural properties in girls: a hip structural analysis study. Journal of bone and mineral research: the official journal of the American Society for *Bone and Mineral Research*, v. 17, n. 3, p. 363-72. DOI: 10.1359/jbmr.2002.17.3.363.

PIASECKI, J.; MCPHEE, J. S.; HANNAM, K.; DEERE, K. C.; ELHAKEEM, A.; PIASECKI, M.; DEGENS, H.; TOBIAS, J. H.; IRELAND, A. Hip and spine bone mineral density are greater in master sprinters, but not endurance runners compared with non-athletic controls. *Archives of osteoporosis*, v. 13, n. 1, p. 72, 2018. DOI: 10.1007/s11657-018-0486-9.

PIERCY, K. L.; TROIANO, R. P.; BALLARD, R. M.; CARLSON, S. A.; FULTON, J. E.; GALUSKA, D. A.; GEORGE, S. M.; OLSON, R. D. The Physical Activity Guidelines for Americans. *JAMA*, v. 320, n. 19, p. 2020-2028. DOI: 10.1001/jama.2018.14854.

PINHEIRO, M. B.; OLIVEIRA, J.; BAUMAN, A.; FAIRHALL, N.; KWOK, W.; SHERRINGTON, C. Evidence on physical activity and osteoporosis prevention for people aged 65+ years: a systematic review to inform the WHO guidelines on physical activity and sedentary behaviour. *The international journal of behavioral nutrition and physical activity*, v. 17, n. 1, p. 150, 2020. DOI: 10.1186/s12966-020-01040-4.

PONZANO, M.; RODRIGUES, I. B.; HOSSEINI, Z.; ASHE, M. C.; BUTT, D. A.; CHILIBECK, P. D.; STAPLETON, J.; THABANE, L.; WARK, J. D.; GIANGREGORIO, L. M. Progressive Resistance Training for Improving Health-Related Outcomes in People at Risk of Fracture: a systematic review and meta-analysis of randomized controlled trials. *Physical Therapy*, v. 101, n. 2, 2021. doi.org/10.1093/ptj/pzaa221.

POPP, K. L.; COOKE, L. M.; BOUXSEIN, M. L.; HUGHES, J. M. Impact of Low Energy Availability on Skeletal Health in Physically Active Adults. *Calcified tissue international*, v. 110, n. 5, p. 605-614, 2022. DOI: 10.1007/s00223-022-00957-1.

PROIA, P.; AMATO, A.; DRID, P.; KOROVLJEV, D.; VASTO, S.; BALDASSANO, S. The impact of diet and physical activity on bone health in children and adolescents. *Frontiers in endocrinology*, v. 12, 2021. DOI: 10.3389/fendo.2021.704647.

REES, J. L.; JOHNSON, S. T.; BOULÉ, N. G. Aquatic exercise for adults with type 2 diabetes: a meta-analysis. *Acta Diabetol*, v. 54, n. 10, p. 895-904, 2017. DOI: 10.1007/s00592-017-1023-9.

REICHERT, T.; COSTA, R. R.; BARROSO, B. M.; DA ROCHA, V. M. B.; DELEVATTI, R. S.; KRUEL, L. F. M. Aquatic Training in Upright Position as an Alternative to Improve Blood Pressure in Adults and Elderly: a systematic review and meta-analysis. *Sports Medicine*, v. 48, n. 7, p. 1727-1737, 2018. DOI: 10.1007/s40279-018-0918-0

REMPE, J.; ROSENGREN, B. E.; JEHPSSON, L.; SWÄRD, P.; DENCKER, M.; KARLSSON, M. K. Physical activity in late prepuberty and early puberty is associated with high bone formation and low bone resorption. *Frontiers in physiology*, v. 13, 2022. DOI: 10.3389/fphys.2022.828508.

RIGGS, B. L.; KHOSLA, S.; MELTON, L; MELTON, L. J. 3rd. A unitary model for involutional osteoporosis: estrogen deficiency causes both type I and type II osteoporosis in postmenopausal women and contributes to bone loss in aging men. *Journal of Bone and Mineral Research*, v. 13, n. 5, p. 763-73, 1998. DOI: 10.1359/jbmr.1998.13.5.763.

RIGGS, B. Lawrence; KHOSLA, Sundeep; MELTON, L. Joseph 3rd. Sex steroids and the construction and conservation of the adult skeleton. *Endocrine Reviews*, v. 23, n. 3, p. 279-302, 2002. DOI: 10.1210/edrv.23.3.0465.

ROSENGREN, B. E.; REMPE, J.; JEHPSSON, L.; DENCKER, M.; KARLSSON, M. K. Physical activity at growth induces bone mass benefits into adulthood - a fifteen-year prospective controlled study. *JBMR Plus*, v. 6, n. 1. DOI: 10.1002/jbm4.10566.

ROSS, A. C.; MANSON, J. E.; ABRAMS, S. A.; ALOIA, J. F.; BRANNON, P. M.; CLINTON, S. K.; DURAZO-ARVIZU, R. A.; GALLAGHER, J. C.; GALLO, R. L.; JONES, G.; KOVACS, C. S.; MAYNE, S. T.; ROSEN, C. J.; SHAPSES, S. A. The 2011 Report on Dietary Reference Intakes for Calcium and Vitamin D from the Institute of Medicine: What Clinicians Need to Know. *The Journal of Clinical Endocrinology and Metabolism*, v. 96, n. 1, p. 53-8, 2011. DOI: 10.1210/jc.2010-2704.

SALARI, N.; DARVISHI, N.; BARTINA, Y.; LARTI, M.; KIAEI, A.; HEMMATI, M.; SHOHAIMI, S.; & MOHAMMADI, M. The global prevalence of osteoporosis in the world: a comprehensive systematic review and meta-analysis. *Journal of Orthopaedic Surgery and Research*, v. 16, n. 1, p. 669, 2021. DOI: 10.1186/s13018-021-02821-8.

SEGHETO, K. J.; PEREIRA, M.; SILVA, D. C. G. D.; CARVALHO, C. J.; MASSARDI, F. R.; KAKEHASI, A. M.; JUVANHOL, L. L.; LONGO, G. Z. Vitamin D and bone health in adults: a systematic review and meta-analysis. *Ciência e Saúde Coletiva*, v. 26, n. 8, p. 3221-3244, 2021. DOI: 10.1590/1413-81232021268.15012020.

SHOJAA, M.; VON STENGEL, S.; KOHL, M.; SCHOENE, D.; KEMMLER, W. Effects of dynamic resistance exercise on bone mineral density in post-menopausal women: a systematic review and meta-analysis with special emphasis on exercise parameters. *Osteoporosis International*, v. 31, n. 8, p. 1427-1444, 2020. DOI: 10.1007/s00198-020-05441-w.

SIMAS, V.; HING, W.; POPE, R.; CLIMSTEIN, M. Effects of water-based exercise on bone health of middle-aged and older adults: a systematic review and meta-analysis. *Open Access Journal of Sports Medicine*, v. 8, p. 39-60, 2017. DOI: 10.2147/OAJSM.S129182.

SPECKER, B.; THIEX, N.; SUDHAGONI, R. Does Exercise Influence Pediatric Bone? A Systematic Review. *Clinical Orthopaedics and Related Research*, v. 473, n. 11, p. 3658-72, 2015. DOI: 10.1007/s11999-015-4467-7.

TAN, V. P.; MACDONALD, H. M.; KIM, S.; NETTLEFOLD, L.; GABEL, L.; ASHE, M. C.; MCKAY, H. A. Influence of physical activity on bone strength in children and adolescents: a systematic review and narrative synthesis. *Journal of Bone and Mineral Research*, v. 29, n. 10, p. 2161-81, 2014. DOI: 10.1002/jbmr.2254.

TENFORDE, A. S.; FREDERICSON, M. Influence of Sports Participation on Bone Health in the Young Athlete: A Review of the Literature. PM R. v. 3, n. 3, p. 861-867, 2011. DOI: 10.1016/j.pmrj.2011.05.019.

TRAN, T.; BLIUC, D.; HANSEN, L.; ABRAHAMSEN, B.; VAN DEN BERGH, J.; EISMAN, J. A.; VAN GEEL, T.; GEUSENS, P.; VESTERGAARD, P.; NGUYEN, T. V.; CENTER, J. R. Persistence of excess mortality following individual non hip fractures: a relative survival analysis. *The Journal of*

Clinical Endocrinology Metabolism, v. 103, n. 9, p. 3205-3214, 2018. DOI: 10.1210/jc.2017-02656.

TREMBLAY, M. S.; CARSON, V.; CHAPUT, J. P.; CONNOR GORBER, S.; DINH, T.; DUGGAN, M.; FAULKNER, G.; GRAY, C. E.; GRUBER, R.; JANSON, K.; JANSSEN, I.; KATZMARZYK, P. T.; KHO, M. E.; LATIMER-CHEUNG, A. E.; LEBLANC, C.; OKELY, A. D.; OLDS, T.; PATE, R. R.; PHILLIPS, A.; POITRAS, V. J.; RODENBURG, S.; SAMPSON, M.; SAUNDERS, T. J.; STONE, J. A.; STRATTON, G.; WEISS, S. K.; ZEHR, L. Canadian 24-Hour Movement Guidelines for Children and Youth: An Integration of Physical Activity, Sedentary Behaviour, and Sleep. *Applied Physiology, Nutrition, and Metababolism*, v. 41, n. 6, Suppl 3, S311-27, 2016. DOI: 10.1139/apnm-2016-0151.

TURNER, R. T.; WAKLEY, G. K.; HANNON, K. S. Differential effects of androgens on cortical bone histomorphometry in gonadectomized male and female rats. *Journal of Orthopedic Research*, v. 8, n. 4, p. 612-617, 1990. DOI: 10.1002/jor.1100080418.

UBAGO-GUISADO, E.; GÓMEZ-CABELLO, A.; SÁNCHEZ-SÁNCHEZ, J.; GARCÍA-UNANUE, J.; GALLARDO, L. Influence of different sports on bone mass in growing girls. Journal of Sports Science. v. 33, n. 16, p. 1710-8, 2015. DOI: 10.1080/02640414.2015.1004639.

VALDIMARSSON, O.; ALBORG, H. G.; DÜPPE, H.; NYQUIST, F.; KARLSSON, M. Reduced training is associated with increased loss of BMD. *Journal of Bone and Mineral Research*, v. 20, n. 6, p. 906-12, 2005. DOI: 10.1359/JBMR.050107.

VARAHRA, A.; RODRIGUES, I. B.; MACDERMID, J. C.; BRYANT, D.; BIRMINGHAM, T. Exercise to improve functional outcomes in persons with osteoporosis: a systematic review and meta-analysis. *Osteoporosis International*, v. 29, n. 2, p. 265-286, 2018. DOI: 10.1007/s00198-017-4339-y.

WEAVER, C. M.; GORDON, C. M.; JANZ, K. F.; KALKWARF, H. J.; LAPPE, J. M.; LEWIS, R.; O'KARMA, M.; WALLACE, T. C.; ZEMEL, B. S. The National Osteoporosis Foundation's position statement on peak bone mass development and lifestyle factors: a systematic review and implementation recommendations. *Osteoporosis International*, v. 27, n. 4, p. 1281-1386. DOI: 10.1007/s00198-015-3440-3.

WEITZMANN, M. N.; PACIFICI, R. Estrogen deficiency and bone loss: an inflammatory tale. *Journal of Clinical Investigation.*, v. 116, n. 5, p. 1186-94, 2006. DOI: 10.1172/JCI28550.

WHO - World Health Organization. WHO guidelines on physical activity and sedentary behaviour. 2020. Disponível em: https://apps.who.int/iris/bitstream/handle/10665/336656/9789240015128-eng.pdf. Acesso em: 12 nov. 2023.

WINZENBERG, T.; POWELL, S.; SHAW, K. A.; JONES, G. Effects of vitamin D supplementation on bone density in healthy children: systematic review and meta-analysis. *BMJ*, v. 342, 2011. DOI: 10.1136/bmj.c7254.

YANG, X.; ZHAI, Y.; ZHANG, J.; CHEN, J. Y.; LIU, D.; ZHAO, W. H. Combined effects of physical activity and calcium on bone health in children and adolescents: a systematic review of randomized controlled trials. *World Journal of Pediatrics.*, v. 16, n. 4, p. 356-365, 2020. DOI: 10.1007/s12519-019-00330-7.

ZITZMANN, A. L.; SHOJAA, M.; KAST, S.; KOHL, M.; VON STENGEL, S.; BORUCKI, D.; GOSCH, M.; JAKOB, F.; KERSCHAN-SCHINDL, K.; KLADNY, B.; LANGE, U.; MIDDELDORF, S.; PETERS, S.; SCHOENE, D.; SIEBER, C.; THOMASIUS, F.; UDER, M.; KEMMLER, W. The effect of different training frequency on bone mineral density in older adults. A comparative systematic review and meta-analysis. *Bone*, v. 154, 2022. DOI: 10.1016/j.bone.2021.116230.